中老年人现代营养与健康

主　编

赵锡涛　于晓敏

副主编

刘长伟　刘凯军　唐功臣　王吉荣

编著者

车　媛　孔令媛　安　舒　齐光富

李卫东　杨筱筠　陈　晨　张　明

张凤花　周富领　钟　莉　赵建传

高　帆　高　峰　徐丽军　黄瑞峰

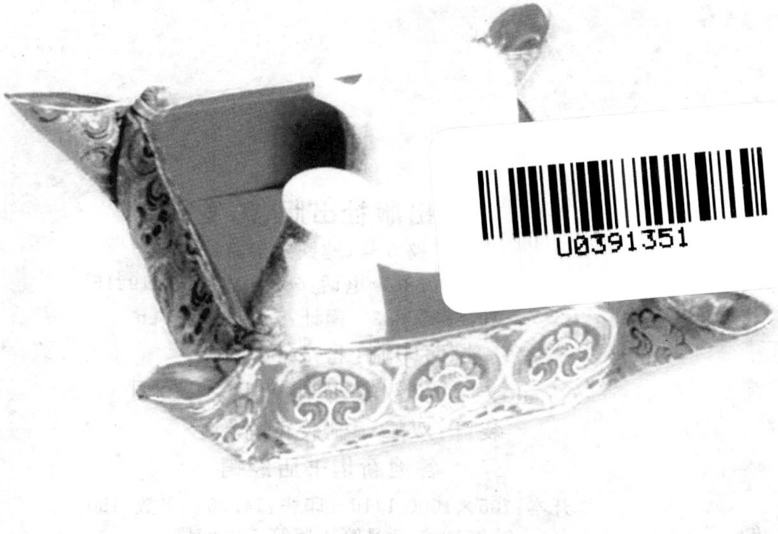

金盾出版社

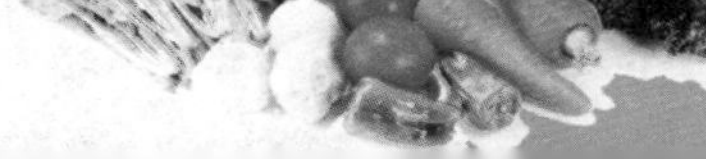

内容提要

本书从中老年人营养与健康的角度，全方位介绍了营养学的基本知识与现代健康理念，主要内容包括各种营养素在人体健康中所起的作用、食物来源及对健康的影响、中老年人对营养的需求状况、饮食营养及膳食平衡、常见中老年疾病营养调节、供给充足营养的有效途径等，还介绍了中老年人常见的饮食误区、保健食品的选择方法，以及食品安全知识等。本书融科学性、知识性、趣味性于一体，且通俗易懂，实用性强，既可作为从事中老年饮食营养、医疗保健工作者的教材，又是保证中老年人长寿与健康的指导性读物。

图书在版编目(CIP)数据

中老年人现代营养与健康/赵锡涛，于晓敏主编．-- 北京 ：金盾出版社，2013．2

ISBN 978-7-5082-7777-6

Ⅰ．①中… Ⅱ．①赵…②于… Ⅲ．①中年人—营养卫生②老年人—营养卫生③中年人—食物养生④老年人—食物养生 Ⅳ．①R153．6②R247．1

中国版本图书馆 CIP 数据核字(2012)第 176785 号

金盾出版社出版、总发行

北京太平路 5 号(地铁万寿路站往南)

邮政编码：100036 电话：68214039 83219215

传真：68276683 网址：www．jdcbs．cn

封面印刷：北京印刷一厂

正文印刷：双峰印刷装订有限公司

装订：双峰印刷装订有限公司

各地新华书店经销

开本：705×1000 1/16 印张：14．25 字数：150

2013 年 2 月第 1 版第 1 次印刷

印数：1～8 000 册 定价：36．00 元

前 言

人生最大的财富是健康，人生最大的幸福也是健康。随着我国社会经济的发展，人们的物质生活水平逐渐提高，膳食模式也在悄悄地发生改变。但是，来自预防医学部门的一项调查表明，有近半数的国人营养知识缺乏或认识错误。国家卫生部的统计表明，我国心脑血管疾病和营养代谢疾病导致的死亡率远远高于其他原因的死亡率。由此可见，中老年人饮食营养知识的匮乏，已经成为制约健康的重要因素。中年是老年的前奏，老年是中年的延伸，无论中年或老年都是人生的重要阶段，中年时期人们的健康与否，与晚年的生活质量息息相关。因此，在中老年人群中开展营养与健康知识的普及十分重要。

“民以食为天”，食物不仅是维持生命的物质基础，也是健康的物质保证。只有遵循营养学基本原理，合理营养，科学膳食，才能有健康的体魄。我国近几年膳食模式转型，疾病谱也随之发生转变，心脑血管病、高血压、糖尿病、癌症等发病率逐年升高，究其主要原因是由于饮食结构不合理，营养不均衡。营养失衡既包括营养不良，也包括营养过剩，都会给机体造成伤害，直接影响中老年人的健康。因此，合理营养是健康的物质基础，而平衡膳食是合理营养的惟一途径。

《中老年人现代营养与健康》一书，旨在介绍基本的营养概念，以独特的视角和通俗的语言，带领读者走进饮食保健养生的知识殿堂，领略饮食保健养生的魅力。饮食营养与健康的关系非常密切，食物对健康的影响一直是科学家探究的中心课题之一。健康长寿，自古即为世人关注，也是现代人的普遍追求。“安谷则昌，绝谷则危”，只有足食，才能安居乐业；“安民之本，必资于食”，只有身体健康，才能有所成就，有所贡献。因此，饮食不仅维系着个体的生命，而且也关系到种族延续、国家昌盛、社会繁荣和人类文明。对病人来说，合理、平衡的饮食营养极为重要，“医食同源，药食同根”，表明饮食营养和药物对于治病疗疾有异曲同工之处；对健康来说，合理的饮食营养则可提高机体的抗病能力，促进疾病早日康复。在医学模式发生变化的今天，饮食营养的治疗作用尤其重要。

本书主要内容包括营养学方面的基础知识，合理营养与膳食平衡及一些重要的饮食常识，特定中老年人群的营养需求及供给充足营养的主要途径，现代饮食营养健康理念，营养与疾病的关系，以及中老年人饮食误区，保健食品、食品安全的知识介绍等。旨在提高中老年人群的自我保健意识，通过读书掌握一些营养知识，提高对不健康饮食行为的防范意识和能力，以科学理念指导自己的生活，注重营养保健和膳食平衡，把好吃喝这道关。本书以独特的视角，全方位地介绍了营养与健康、膳食与营养方面的知识，可作为中老年保健医务工作者、饮食营养工作者的教材，也可作为中老年人饮食健康的指导性读物。希望本书能给大家一些启发和帮助，使中老年朋友从中受益。

由于编著者水平有限，书中不妥之处在所难免，敬请广大读者批评指正。

济南军区联勤部卫生部

目 录

第一章 营养基础知识

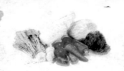

第二章　常用食物的营养

第三章　中老年人的营养需求

第四章　中老年常见病营养需求

第五章　供给充足营养的有效途径

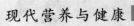

第六章　中老年人饮食误区

第八章 食品安全

第一章　营养基础知识

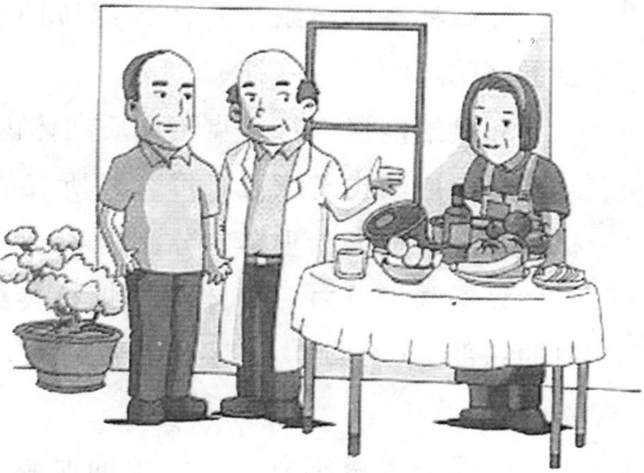

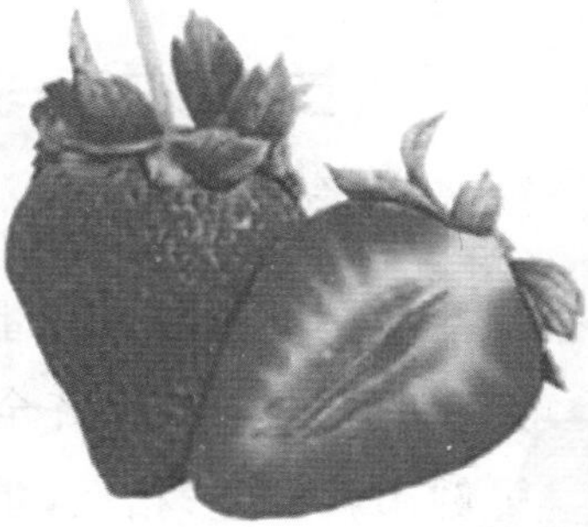

一、参与生命活动的蛋白质

(一)蛋白质的功能

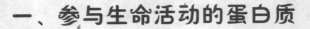

1. 构成新组织　在生长与发育期间，需要蛋白质来构成新细胞及新组织。

2. 修补身体组织　身体各部位旧组织不断地在消耗与破坏，需要蛋白质随时进行修补。

3. 供给能量　每1克蛋白质在体内氧化，可供4千卡热量。

4. 合成酶类与激素　可合成所有的酶与部分激素，如胰岛素、甲状腺素及一些大脑垂体的分泌物等。

5. 增强抵抗力　身体用来抵抗传染病原的抗体，是血液中球蛋白的一部分。因此，缺乏蛋白质的人，体内抵抗力下降而容易感染疾病。

6. 调节渗透压力　血液中的血浆蛋白，有调节血管渗透压力的功效。如血浆蛋白质过低，就会出现水肿现象。

7. 维持血液酸碱度　血液蛋白能帮助维持血液的正常酸碱度。

(二)蛋白质与人体健康

蛋白质与人体健康的关系，主要是人体蛋白质的数量和质量(包括动物蛋白与植物蛋白的比例)与人体健康的关系。如果摄取蛋白质的氨基酸种类齐全，数量充足，比例适当，其生理价值就高，对人体健康就有益；相反，蛋白质摄取不足或过量，以及所含氨基酸种类不齐全，比例不当，都会对人体健康产生不利影响。

当蛋白质摄取不足时，可出现生长发育迟缓，体重减轻，容易疲劳。蛋白质缺乏会使机体不能维持组织生长、更新和修复，出现生长、生殖能力不良。蛋白质不足可使体内抗体减少，对细菌、病毒的抵抗力下降；会使肠黏膜分泌消化液减少，出现消化不良、慢性腹泻；会使肝脏不能维持正常结构和功能；导致血浆蛋白减少，血液内的水分过多地渗入周围组织，造成营养不良性水肿。尤其是老年人的体内蛋白质以分解代谢为主，合成代谢较缓慢，一旦蛋白质供应不足会使衰老加速。例如，一些老年人外观消瘦，肌肉收缩力减弱，皮肤松弛，毛发干枯，这些现象都与缺少蛋白质有关。有些蛋白质严重缺乏者，会出现心肌萎缩、心动过缓、血压下降，患者常有头晕、虚脱，甚至发生休克等现象。蛋白质缺乏往往与能量缺乏同时发生，称为蛋白质能量营养不足。

1. 现代中老年人产生蛋白质摄入不足的原因

(1)由于长期素食或偏食的饮食结构，使营养失去平衡：正常的饮食结构应保持荤素搭配，摄取多种蛋白质，多品种搭配，才能全面充分地供给人体蛋白质，动物蛋白与植物蛋白合理搭配能提高蛋白质生理价值。例如，谷类蛋白质的生理价值不高，因为有几种氨基酸，如赖氨酸、苯丙氨酸和蛋氨酸的数量偏低，如果加入少量生理价值高的动物食品（如肉、鱼、奶）或豆类食品，则其营养价值有显著提高。所以，动物蛋白与植物蛋白应保持一定比例。如果长期素食，拒食动物蛋白质，虽然摄取植物蛋白数量不少，但大多为不完全蛋白质，所含必需氨基酸种类不全，比例不符合人体需要，不能充分被人体吸收利用，降低了蛋白质的生理价值，造成蛋白质不能满足人体需要，尤其对生长发育的儿童、少年、青年、体弱多病者及老年人的健康影响更大。在日常膳食中，提倡荤素搭配、粮菜兼食、粮豆混食、防止偏食，才能保证机体的营养平衡。

(2)为了预防心血管病，把自己的食谱限制在极狭窄的范围内：

有些老年人对于鱼、肉、蛋、奶等动物性食品不敢问津，饮食上一味追求低脂肪、低胆固醇，长期吃水煮蔬菜，以致发生严重营养不良。当然，过多的进食高脂肪、高胆固醇的食品，如蟹黄、鱼子、蛋黄、肥肉等，也有导致血胆固醇偏高的危险，适当控制是完全必要的，但不能因此而完全拒食动物性食品，否则因蛋白质缺乏，会对身体产生不良影响，甚至会导致其他疾病发生。为了预防心血管疾病而害怕吃鸡蛋，甚至完全拒食动物性蛋白质的食品，这种认识是不全面的。每个蛋黄平均重约15克，所含胆固醇约为300毫克，而人体自身合成胆固醇每天1～2克，所以每天吃1～2个鸡蛋不足以影响胆固醇升高，蛋黄中还含有卵磷脂，可避免胆固醇沉积于血管壁。科学家们认为，适量食用鸡蛋不仅不会升高胆固醇，而且可以预防心血管疾病。

(3)对蛋白质类食物的摄入不重视：有的中老年人认为，蛋白质主要是帮助人体生长发育，自己已不再生长发育了，对蛋白质的需求就不太重视了。其实，这种认识也是片面的。无论年龄大小，当食物中蛋白质供给不足时，便会影响人体健康。如老年人一旦缺乏蛋白质，会使衰老加快。人到50岁以后，机体发生一系列物质代谢变化，蛋白质代谢以分解代谢为主，合成代谢逐渐减慢。许多老年人有老年性贫血，牙齿、骨骼中的软骨及韧带组织的韧性减弱等，都与摄入蛋白质减少，缺乏氨基酸有关。因此，老年人要适当多补充些蛋白质，但一次进食量不宜过多，要保持经常均衡的补充。

(4)由于长期服用某些药物而影响蛋白质的消化吸收、合成等代谢功能：某些药物作用于肠道，阻碍了消化吸收正常功能，导致蛋白质丢失，如卡那霉素，多黏菌素可致肠道吸收不良，而发生腹泻；有些药物可损害肝细胞，影响蛋白质在体内的代谢利用，长期服用可引起代谢不良，如四环素、肾上腺素及某些抗肿瘤药物，可抑制肝脏合成蛋白质的功能。

2. 蛋白质过量摄入对人体的影响 人体对蛋白质的需要量是有一定限度的，如果过量摄入同样也会对人体有害。

(1)影响胃肠消化功能，引起蛋白性腹泻和消化不良。

(2)蛋白质过量会增加肝、肾的负担。

(3)蛋白质过量会增加体内毒物，如氨、酮酸、铵盐、尿素等，这些毒物在一定条件下可对人体产生不良反应。

(4)长期过量食用高蛋白质食品，可使血液中的 pH 值偏酸性，形成酸性体质，酸性体质的人会出现一系列渐进性症状，如精神萎靡、身体疲劳、头昏头痛、思维及判断力下降等。

(5)过量摄入蛋白质会影响骨骼的钙盐沉着，导致骨质的脆性增加，容易发生骨折。

(6)过量摄入蛋白质还会增加患癌症的危险。食用过量蛋白质食物，易患直肠癌、胰腺癌、肾癌、乳腺癌等病。而对于已患癌症的病人来说，由于机体内蛋白质消耗量较大，不仅不应限制，而且还应该补充足够的蛋白质食品。

(三)蛋白质的来源与需要量

人体所需蛋白质除饮料外，主要来源于动物性食品和植物性食品。动物性食品，如肉类、鱼类、禽类、蛋类、乳类等；植物性食品，如各种豆类、蔬菜类、瓜类、鲜果、干果类、谷类、菌类、藻类等(表 1)。

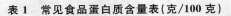

表1 常见食品蛋白质含量表(克/100克)

品 名	蛋白质含量	品 名	蛋白质含量	品 名	蛋白质含量
籼米	8.2	黄豆	32.4	猪腿肉	17.7
粳米(标一)	7.3	绿豆	24.3	猪肥肉	1.6
糯米(标二)	6.6	赤豆	20.1	猪大排	17.4
面粉(标准)	11.9	白扁豆	19.0	猪肝	20.6
面粉(富强)	11.1	毛豆	12.6	猪蹄	21.0
玉米(干)	8.3	卷心菜	1.2	牛肉(瘦)	20.3
豌豆	11.2	芥菜	2.1	羊肉	18.2
蚕豆	13.9	韭菜	2.2	兔肉	23.7
马铃薯	2.6	茼蒿	2.0	鸡肉(全)	16.6
甘薯(红皮)	2.0	芹菜	1.0	鸭肉(全)	11.1
山药	1.8	香菜	2.5	鸡爪	23.9
山慈姑	5.4	花菜	2.4	鸡蛋(红壳)	11.9
藕	2.6	苋菜	1.7	鸡蛋(白壳)	12.1
竹笋	2.6	洋葱	1.5	鸭蛋	11.9
胡萝卜	1.1	茭白	1.2	牛奶	2.9
白萝卜	0.8	南瓜	1.3	酸奶(全脱脂)	2.6
大头菜	1.7	冬瓜	0.3	奶粉(全脂)	24.1
青菜	1.8	黄瓜	0.6	墨鱼	17.0
大蒜头	4.5	枣	2.9	海蜇皮	5.0
茄子	1.0	香蕉	1.3	花椒	25.7
菠菜	2.3	丝瓜	1.0	干贝	63.7
番茄	1.0	草莓	0.9	鲤鱼	18.5
辣椒(尖)	1.0	杨梅	0.7	大黄鱼	16.6
辣椒(圆)	1.1	桃子	0.9	鲳鱼	16.6
蘑菇	3.6	橘子	0.6	带鱼	17.1
香菇(干)	14.4	葡萄	0.5	青鱼	21.2
香菇(鲜)	2.2	枇杷	0.5	鲫鱼	21.5
金针菇	2.1	木梨	0.4	花鲢鱼	20.3
紫菜	22.4	鸭梨	0.3	海虾	18.7
黑木耳	9.4	苹果	0.3	对虾	20.6
海带	1.0	甘蔗	0.2	河虾	17.5
花生	24.4	咖喱粉	9.5	河蟹	16.7
葵花子	30.3	五香粉	5.1	海蟹	15.1
核桃	15.8	巧克力	5.5	草鱼	17.7
菱角	3.6	淡菜	50.7		

蛋白质的需要量，应根据年龄、性别、体重、劳动强度、健康状况，以及特殊生理情况来决定。而且对蛋白质的补充应保持经常均衡，一次数量不宜过多。老年人一般摄取的糖类和脂肪较少，可适当增加蛋白质的摄入量。在营养状况调节方面，对营养不良、贫血、消耗性病症或久病初愈的患者，则需要补充较多的蛋白质，以供组织生长和修补之用。此外，还应考虑食品中蛋白质的质量。如果摄入的蛋白质为完全蛋白质，供应量可减少，而饮食多为半完全或不完全蛋白质，则应增加蛋白质供应量。

二、脂肪的功过是非

脂类是油脂和类脂的总称。油脂是油和脂肪的总称。在室温下为液体的一般叫油（如豆油、花生油、菜籽油），固态的一般叫脂肪（如牛油、羊脂）。但油和脂肪的名字一般在应用上并不明显划分，如牛油、猪油在室温下是固态，但习惯上叫油而不叫脂肪。所以，油脂又称为脂肪。

脂肪所含的脂肪酸种类很多，可分为两大类，即饱和脂肪酸和不饱和脂肪酸。含饱和脂肪酸多的脂肪在室温下呈固态，如牛、羊、猪等动物脂肪；含不饱和脂肪酸较多的在室温下呈液态，如植物油类。不饱和脂肪酸的分子的烃链上具有双键，有 2 个或 2 个以上双键的不饱和脂肪酸又称为多不饱和脂肪酸。亚油酸、亚麻酸、花生四烯酸不饱和脂肪酸在人体内不能合成，必须由食物中的脂肪供给，也称为人体必需脂肪酸。亚油酸、亚麻酸可从植物油中获得；花生四烯酸只能从动物油中获得。

(一)脂肪的主要生理功能

1. 供给热能 脂肪是产热量最高的一种能源物质,1 克脂肪在体内可产生 9 千卡热能,是蛋白质或糖类的 2.25 倍。脂肪是贮存能量的“燃料库”。

2. 构成身体组织 磷脂、胆固醇等类脂质是构成细胞的重要成分。

3. 供给必需脂肪酸 脂肪中有几种不饱和脂肪酸在体内不能合成,必须由食物供给,称必需脂肪酸。主要有亚油酸、亚麻酸和花生四烯酸 3 种。必需脂肪酸具有多种生理功能。它能够促进发育,维持皮肤和毛细血管的健康,与精子形成、前列腺素的合成有密切关系;能减轻放射线所造成的皮肤损伤;与胆固醇的代谢有密切关系,有助于防止冠心病。

4. 促进脂溶性维生素的吸收 维生素 A、维生素 D、维生素 E 和维生素 K 都是溶于脂肪而不溶于水的维生素,其吸收与脂肪相似,并能在体内储存。

5. 维持体温和保护脏器 脂肪大部分储存在皮下,可调节体温,防止热能散失。而分布填充在各脏器间隙中的脂肪,可使这些器官免受震动和机械损伤。

6. 提高膳食的味道 含油的菜香味扑鼻,油炸的食品香脆可口,人人爱吃。脂肪在胃内停留时间长而使人耐饿。但膳食油脂过多,不易消化可引起腹泻。过多食用动物脂肪不但会导致肥胖,还会得高脂血症,诱发冠心病。

(二)脂肪与人体健康

随着科学研究的发展,在威胁人类健康的几个主要疾病(如动脉粥样硬化、冠心病、高血压、脑出血、肿瘤等）中，发现与脂肪类营养素的关系愈来愈密切。因此，人们也愈来愈关注膳食中脂肪的数量，以及各种脂类对人体健康的影响。

1. 脂类摄入量对人体健康的影响 膳食中，摄取脂肪过多对人体健康的危害是多方面的。

（1）妨碍胃肠蠕动和消化液的分泌：造成消化不良。

（2）易导致心血管疾病：多余的脂肪还会储存在体内，增加心脏负担，乃至引起肥胖、心脏病或高血压病等疾病。人体饱和脂肪酸和胆固醇摄入量过高，易导致高血脂，而高血脂又是冠心病的主要诱因之一。

（3）与癌症的发病有关：高脂肪膳食可引起肠癌、乳腺癌等。高脂肪对大肠的影响，主要是由于脂肪可促进胆汁分泌，使肠道的牛磺胆酸和甘氨鹅脱氧胆酸增多，并在肠道细菌作用下，转变为脱氧胆酸和石胆酸，这两种物质都是致癌物质。高脂肪对乳腺的影响主要是由于人体发胖后，人体脂肪组织将肾上腺皮质激素中的雄甾烯二酮转化为雌酮，从而促进绝经期后乳腺癌的发生。

（4）与老年性耳聋有关：这是由于内耳血管是脑血管中椎基底动脉系统的一个终末分支，基底动脉本来很细小，到了内耳就更小了，如果长期进食高脂肪膳食，血液中过多的脂肪就会沉积在血管壁上，发生动脉粥样硬化，使内耳血管更加狭窄，供血不足，同时内耳过氧化物质增多，造成内耳缺血、缺氧，久而久之，就会发生耳聋。

（5）对胆石症病人不利：如进食肥肉、油炸食物会使胆石症病情加重。因为高脂肪膳食能引起胆囊收缩，使胆囊结石发生嵌顿，阻塞胆囊管或胆总管，从而引起胆囊肿大或黄疸。此外，含胆固醇较高的食物也会引起胆石症和胆囊炎。

（6）会增加患龋齿的危险：研究结果证实，高脂肪膳食的患者涎液脂肪含量高于低脂肪膳食者，而且其龋齿发生数目也较多。

高脂肪膳食引起疾病已被人们所重视，但对低脂肪膳食给人体健康带来的危害，则往往认识不足。现在人们有时过分强调降低胆固醇水平，而忽视了胆固醇水平过低更容易发生脑卒中，发生肝病、肺病等。这些疾病造成的死亡往往高于胆固醇过高引发的心脏病死亡率。而且，低胆固醇也会增加发生癌症的机会。所以，中老年人应平衡膳食，重视健康。

2. 动、植物油对人体健康的影响 脂肪的种类不同，所含的成分也不同，对人体健康的影响也不一样。植物油含有不饱和脂肪酸较多，熔点低，不容易沉淀和凝固在血管壁上，而且植物固醇、豆固醇、谷甾醇、谷固醇等非但不能被人体吸收，还能阻止人体吸收胆固醇。植物油含有的必需脂肪酸，是人体不能合成的，也是身体不可缺少的营养素，如缺乏会影响细胞膜结构，从而引起多种疾病。必需脂肪酸还能促使胆固醇变成胆汁酸盐，阻止胆固醇在血管壁上沉积，这些作用对防止动脉粥样硬化，预防高血压、冠心病等都十分重要。但是，不饱和脂肪酸也并非多多益善。多不饱和脂肪酸容易氧化，可在体内发生脂质过氧化反应，影响细胞正常功能，促进衰老，所以也不可过多食用。

现代科学研究证实，植物油是中老年人和动脉硬化、高血压、糖尿病、冠心病患者的理想食用油。经科学鉴定，植物油可分为三类：第一类是饱和油脂，即椰子油、可可油，这些油可增加胆固醇，饮食中应少食用这类油；第二类为单价不饱和油脂，这是中性油脂，包括花生油、橄榄油，它们不改变胆固醇的水平，不提高也不降低胆固醇；第三类为多价不饱和油脂，如大豆油、米糠油、葵花子油，棉籽油、芝麻油、玉米油等，这些是有益于人体健康、降低胆固醇的植物油。

动物油含饱和脂肪酸多，熔点高，易凝固和沉淀在血管壁上，是导致动脉硬化、冠心病、高血压的主要诱因。因此，患有动脉硬化、冠心病、高血压的病人，应限制动物脂肪的摄入。但动物油也有它的特殊生理作用，如有良好的隔热保暖作用；动物脂肪热量约为蛋白质和糖类的 2.5 倍，有促进脂溶性维生素吸收的作用；在肥肉中有一种双碳烯酸等长链不饱和脂肪酸还与人的大脑神经系统组织的生长发育息息相关，并且有抑制血小板凝集作用，这也是植物油所没有的功能。动物脂肪还有防癌抗癌能力，它含有一种叫复合亚麻油酸（CIA）的抗癌物质。

总而言之，动、植物油都是维持机体健康的重要营养物质，由于所含脂肪酸不同而各有长短。过多食用动物油虽然对中老年人健康不利，但偏食植物油，完全拒食动物油的生活习惯也应改进。正确选择膳食脂肪，实际上是合理摄入必需脂肪酸。为了保证必需脂肪酸的正确摄入量，必须合理搭配饱和脂肪酸和不饱和脂肪酸，应多摄入植物油，适当限制动物油摄入量，但并不是说只吃植物油，而完全拒食动物油，这两种脂肪是缺一不可的。如果长期食用单一品种的油是不科学的，因为脂肪的营养价值取决于其中的饱和脂肪酸、单不饱和脂肪酸、多不饱和脂肪酸的含量及比例。一般来讲，中老年人和心血管病人以多吃植物油，少吃动物油为好。因此，可吃混合油，即植物油与动物油的比例最好为 2∶1，过多过少都会影响人体健康。

3. 脂类氧化对人体健康的影响 过氧脂质是不饱和脂肪酸的过氧化产物，并随着人的年龄增加，血液中越多，衰老得越快。因此，有人称过氧脂质是“催人衰老的物质”。

过氧脂质存在于食用脂肪和含脂肪的食品中，如食用油在贮存和使用过程中方法不当，很容易使脂肪变质。变质后的油会产生一种怪味，即哈喇味，变质油会发生色泽变暗、黏稠、起泡等现象。酸败的油脂中含有过氧化物及其他一些有毒物质，这种物质在人体内积累，可以逐渐削弱甚至破坏细胞的正常功能，导致人体衰老，同时它还可以导致某些疾病的发生与恶化，如贫血、动脉硬化、糖尿病，以及对肝、肺的损害等，严重的可引起脑血管痉挛，使脑缺氧而导致死亡。某些过氧化脂质还有致畸、致癌作用。

（三）脂肪的来源与需要量

食用的植物性脂肪主要贮藏于植物的种子里，如黄豆、花生、菜子、芝麻、油茶子、胡麻子、红花子等。食用的动物性脂肪主要是动物体内贮藏的油脂，还有乳汁、肝脏、蛋黄等。

人的膳食中除了摄取可见脂肪，还有肉眼分辨不出来、与食物中的其他成分混合在一起的不可见脂肪。动物性脂肪，如蛋黄、瘦肉、内脏等；植物性脂肪，如花生、瓜子、核桃、栗子、腰果等。

人体的脂肪来源，除了从食物中摄取外，还可以在体内利用糖类、蛋白质合成。人体各组织都具有合成脂肪的能力，合成脂肪最主要的器官是肝脏与脂肪组织。蛋白质也可以合成脂肪，但实际上很少，主要是来自糖的中间代谢产物。磷脂的来源除食物供给外，体内大多数组织也能自行合成，其中以肝脏的合成能力最强。胆固醇除可来自食物外，人体各器官几乎都能合成胆固醇，但以肝脏和回肠合成能力最强。合成胆固醇的原料是乙酰辅酶A。体内合成胆固醇的作用常受食物中胆固醇含量的影响，当食物中胆固醇含量多时，可以抑制体内合成，反之，当食物中胆固醇含量少时，体内合成的作用明显增强。

脂肪是人体内含量较多的营养物质，成年男性的脂肪含量占体重的10%～20%，女性稍高，但体内的脂肪含量受营养状况和体力活动等因素的影响常有较大的变动，故有可变脂肪之称。人体内的类脂约占体重的5%，含量相当稳定，故有基本脂之称。人体对脂肪的需要量应着重考虑以下一些因素：脂肪的供给量成年人一般应占总热量的20%～25%，每1克脂肪可产生热量为9.45千卡。脂肪的供给量应根据体力消耗的大小而定，体力消耗大则热能消耗大，脂肪的供给也应增加，一般成年人每日需要60～80克。考虑到脂肪酸对健康的影响，在膳食中对饱和脂肪酸、单不饱和脂肪酸与多不饱和脂肪酸这三者的供给量的比例以1∶1∶1最为合理。也有认为以1.25∶1.5∶1为好。在植物油中，橄榄油、花生油、菜籽油的单不饱和脂肪酸、多不饱和脂肪酸与饱和脂肪酸的含量接近，长期食用对动脉粥样硬化无明显影响（表2）。

表2　常见食物脂肪含量表（克/100克）

食　物	含脂肪	食　物	含脂肪	食　物	含脂肪
植物油	100	牛奶	4	带鱼	3.8
猪油	99	牛奶粉（全）	30.6	鲫鱼	3.4
酥油	87	鸡蛋（全）	13.5	黄豆	18.4
黄油	82.5	鸡蛋黄	30	芝麻	61.7
猪肥肉	90.8	鸭蛋（全）	14.2	松子仁	63.5
牛肥肉	34.5	鸡	1.5	核桃仁	63
羊肥肉	55.7	鸭	7.5	花生仁	44.8
葵花子	51.1	大米	1		

三、糖类摄取的利与弊

糖类是自然界中最丰富的有机化合物，是绿色植物经过光合作用的产物。糖类主要以各种不同的淀粉、糖、纤维素的形式存在于粮、谷、薯类、豆类，以及米面制品和蔬菜水果中。在植物中约占其干物质的80%，在动物性食品中含糖很少，约占其干物质的2%。糖类是人体三大主要营养素之一，也是人体主要能源供应物质。

（一）糖类的主要功能

1. 供给热能　1克糖类（碳水化合物）在体内可产生4千卡热能。人体摄入的碳水化合物在体内经消化变成葡萄糖或其他单糖参加机体代谢。每个人膳食中碳水化合物的比例没有规定具体数量,我国营养专家认为碳水化合物产热量占总热量的60%~65%为宜。平时摄入的碳水化合物主要是多糖,在米、面等主食中含量较高,摄入碳水化合物的同时,能获得蛋白质、脂类、维生素、矿物质、膳食纤维等其他营养物质。而摄入单糖或双糖如蔗糖,除能补充热量外,不能补充其他营养素。

2. 构成神经组织和细胞 每个细胞都有碳水化合物,其含量为2%~10%,主要以糖脂、糖蛋白和蛋白多糖的形式存在,分布在细胞膜、细胞器膜、细胞质及细胞间质中。

3. 保肝、解毒 当肝糖原储备充足时,对酒精、四氯化碳、砷等有害化学物质就有较强的解毒功能,并有利于保护肝脏免受有害物质的损害。

4. 抗生酮作用 脂肪在体内氧化靠碳水化合物供给能量,当碳水化合物供给不足,脂肪氧化不全时,产生酮体,在体内积累过多产生酸中毒。

5. 节省蛋白质 食物中碳水化合物不足,机体不得不动用蛋白质来满足机体活动所需的能量,这将影响机体用蛋白质进行合成新的蛋白质和组织更新。因此,完全不吃主食,只吃肉类是不适宜的,因肉类中含碳水化合物很少,这样机体组织将用蛋白质产热,对机体没有好处。所以,减肥者或糖尿病患者摄入的碳水化合物不要低于150克主食。

6. 维持脑细胞的正常功能 葡萄糖是维持大脑正常功能的必需营养素,当血糖浓度下降时,脑组织可因缺乏能源而使脑细胞功能受损,造成功能障碍,并出现头晕、心悸、出冷汗,甚至昏迷。

7. 供给食物纤维 主要包括纤维素、半纤维素、木质素和果胶等,统称为食物纤维。有助于通便和预防结肠癌、冠心病、糖尿病、便秘等病症。

(二)糖类与人体健康

糖类(碳水化合物)是人类赖以生存的重要物质之一。但是近年来,随着科学研究的深入,吃糖过多对人体健康的危害,越来越引起人们的关注,食糖摄入过多,会导致心脏病、高血压、血管硬化症及脑卒中、糖尿病等,许多疾病也与吃糖过多有关,如龋齿、近视、软骨症、消化道疾病等。

长期高糖饮食会使人体内环境失调,进而给人体健康造成种种危害。由于糖属酸性物质,吃糖过量会改变人体血液的酸碱度,呈酸性体质,降低机体免疫力,引起种种疾病。吃糖过多可影响体内脂肪的消耗,造成脂肪堆积;吃糖过多,还可以影响钙质代谢。吃糖过多可导致体内缺乏维生素 B_1,引起头昏头痛、乏力失眠、食欲缺乏、精神萎靡等症。长期摄入糖过多,与动脉粥样硬化、冠心病的发病率有密切关系。吃糖过多,会使人产生饱腹感,食欲不佳,影响食物的摄入量,进而导致多种营养素的缺乏。过多食糖,还会使胃酸增加,过多的胃酸是造成胃及十二指肠溃疡的原因之一。长期嗜好甜食的人,容易引发多种眼病。

糖尿病是一种多种因素引起的以高血糖为主要特征的内分泌代谢失调的疾病,与饮食关系极大。糖尿病除了要合理控制糖的摄入量,还要特别注重糖的选择。糖尿病所忌用的糖类食品主要是指由葡萄糖、果糖、白糖、红糖、乳糖、麦芽糖等制成的糖果、果汁、甜点心等,这些糖类食品含糖量高,为低分子糖,很易在肠道内吸收,可使血糖迅速升高,加重病情。而多糖类的糖,分子量大,尤其是高纤维的淀粉食品,它产热能少,在肠道吸收缓慢,需经逐渐消化才能变成葡萄糖,有延缓血糖升高的作用,适合糖尿病病人食用。

对糖尿病患者合理控制糖的摄入，也要防止走向另一个极端，即绝对禁食糖，甚至以不吃主食或过少进食来达到控制血糖升高的目的，这种方法是不合理的，也会对患者带来一些不利的因素。一旦葡萄糖来源缺少，出现人体消瘦、抗病能力下降，容易感染甚至发生低血糖，或出现反应性高血糖及糖异生导致高脂血症等各种病症。因此，控制糖类摄入应根据患者的具体情况适当限制摄入量，否则，对患者将会带来不良的影响。

(三)糖类的来源与需要量

人体对糖类的需要量，主要是根据人体每天需要的热量来确定的，因为糖是人体热能的主要来源，约占人体所需总热量的70%，而脂肪仅占总热量的20%，蛋白质仅占总热量的10%。每个人每天所需热量，则根据年龄、性别、体型、生活方式、健康状况、劳动强度的不同，也有所差异。例如，步行较安静状态，热能的代谢要增加1倍；跑步时可增加到4倍；剧烈运动时甚至可以增加到10倍。此外，环境温度对热能的消耗也有很大影响，环境温度一般在18℃～30℃时，能量代谢最低；如果低于15℃，能量代谢就会增高；超过30℃时代谢也会稍有增高，这是因为进行体温调节时，心脏活动和发汗活动加强所致。

能量代谢的高低，决定了需要补充能量的多少，也决定了糖的摄入量的多少。按年龄来说，正在生长发育的儿童和青少年需要的热量相对比成年人要多，中年以后，所需热量相应减少一些。如果以年龄18～40岁，体重分别为53千克、63千克的女性和男性为基础，随年龄的增长而递减，即40～49岁递减5%，50～59岁递减10%，60～69岁递减20%，70岁以上减少30%。

那么，每人每天应吃糖类物质多少呢？总的来说，糖类所供给的热量，按我国人民的膳食习惯以占总热量的60%～70%为宜。一般正常成人普通工作量，每人每天每千克体重控制在0.5克。一个体重20千克的小孩每天不应超过10克，重体力劳动者还应增加，但每日应控制在50克为宜。供给糖类的食物有五谷、豆类、块根类蔬菜，以及水果、瓜果等，蜂蜜含糖也很丰富（表3）。

表3　糖类的来源与热能（每100克食品的含量）

食物种类	糖类（克）	热能（千卡）	食物种类	糖类（克）	热能（千卡）
籼米（标一）	75.4	341	粳米（特二）	76.6	338
籼米（标二）	75.4	351	粳米（标一）	76.3	337
玉米（白鲜）	29.0	148	粳米（标二）	76.0	347
玉米（黄干）	41.0	314	面粉（富强）	72.9	340
面条	54.6	268	面粉（标准）	70.1	342
黄豆	20.9	382	绿豆	54.5	325
赤豆	44.1	322	豌豆	11.4	93
蚕豆	18.2	143	甘薯（红皮）	29.5	128
马铃薯	15.76	74	芋头	17.5	80
山药	9.3	45	莲子（干）	61.6	332
板栗	39.9	186	花生仁	22.1	546
萝卜	3.1	17	藕	16.5	78
胡萝卜	6.0	33	西瓜	6.0	28
蘑菇	2.1	25	冬瓜	1.79	
香菇（干）	59.3	312	南瓜	7.6	37
紫菜	38.2	247	黄瓜	2.0	11
黑木耳	65.5	310	丝瓜	4.1	21
番茄	2.7	17	茄子	2.7	17
甘蔗	12.4	55	巧克力	66.5	532
酸乳	7.7	45	牛乳	3.8	54
奶粉	40.9	505	砂糖	99.0	397
绵白糖	88.9	358	麦乳精	73.5	368
草莓	8.0	38	葡萄	10.1	44
桃子	10.7	47	鸭梨	6.3	28
鸭梨	9.96	41	苹果	12.0	50
橘子	9.4	41	大枣	63.0	284
葵花子	12.8	574	核桃	10.9	708
菱角	24	115	香蕉	14.7	71

四、水是生命之源

水是生命的源泉，是构成人体组织的主要成分，占人体重量的65%。人可以两个月不进食，但没有水，生命则只能维持几天。水是维持人体生命所必需的重要物质，人体的各种生理活动，如消化、吸收、输送、合成、分解、排泄等一切新陈代谢过程都需要水。所以，水是生活第一要素。

（一）水的生理功能

水是机体进行活动的基本要素之一，体内各种化学反应的进行、渗透压和细胞形态的维持、营养物质的消化吸收、代谢产物的排泄，以及血液的循环、体温的调节等都有赖于水的参加。

水的主要生理功能有以下几方面：

1. 水是构成人体组织细胞和体液的必要成分 心脏约含水80%，肝脏约含水70%，骨髓约含水30%，血液、淋巴、脑、脊髓液约含水90%以上。人体各种组织都需要有水，才能发挥正常功能。水有药效，但它与药剂不同，水在人体内既是良好的溶剂，又有较大的电离能力，可使体内水溶性物质以溶解状态，电解质以离子状态存在，使新陈代谢的各种生化反应得以顺利进行。例如，对食物的消化，必须先溶解于水，才能通过肠道被吸收，体内各种酶在溶液中才能发挥活性，尿酸、尿素必须先溶于水，然后才能由肾脏排出。

2. 水在机体内的流动性，是各种营养物质传送的媒介 水可促使消化、吸收、循环过程中物质的运送，人体内各种代谢产物，也需要水分才能排出体外。在缺水的状态下，人体内一些有害于机体的毒物，如肠道内的有害腐烂物和其他有害代谢产物，就无法从人体内排出。

3. 水对维持体温有重要作用 这是由于水的特性所决定的。一是水的比热高；二是水的蒸发热大，可散失大量的热；三是水的导热性强，虽然机体内各级组织代谢强度不一样，产热量不等，但可以通过水的良好导热作用，来保持体内各组织、各器官的温度基本一致，起到调节体温的作用。

4. 水是人体内的润滑剂 水对人体各关节、肌肉和体腔各脏器都有保护作用，甚至人体呼吸也需要水分帮助，因为肺必须湿润才能正常地吸进氧气，呼出二氧化碳。

(二)水与人体健康

人体在正常情况下，经皮肤、呼吸道，以及大小便每天有一定量的水分排出体外，因此，每天也必须补充相应量的水分，这样排出与补充的水分保持机体内水的平衡，才能保证人体健康。

维持机体内的水平衡，除了机体自身的调节功能(包括缓冲系统的调节、肺的调节、肾的调节、神经内分泌的调节)外，主要靠饮水来调节，饮水不足和饮水过量都会使人体水平衡失调，影响健康。

科学家提出缺水是生命衰老的新学说，他们认为体内水分失去平衡，是衰老的主要原因。水是各种营养物传送的媒介。生命在新陈代谢过程中会产生一种失水代谢物，这种代谢物逐渐在生物体的毛细血管中积累，阻碍了身体内液体的流动，使新陈代谢变慢，这就是衰老的开始。如果生物体内的失水过程被阻止或推迟，生命就能延续。因此，人要长寿，就应使体内水平衡，保持最佳状态。

在机体内水失去平衡，长期处于缺水状态下，体内一些有害机体的毒物，如来自肠道的有害腐烂物和其他有害代谢产物存留在体内不能排出，最后妨碍了人体细胞的正常功能，使合成代谢与分解代谢失去平衡，其结果使细胞的功能发生改变，最后导致衰老，甚至引发疾病与死亡。高达半数以上的人竟长期处在不同程度的缺水状态，原因主要是绝大多数人往往在感到口渴时才饮水。由于饮水不足，造成对人体生理诸多不良影响，人体只要损耗5%的水分，皮肤就会皱缩，肌肉也会变得软弱无力，体内代谢产物滞留，人便会感到头晕、乏力，导致种种疾病的发生。

(三)合理饮水的重要性

为了满足人体生理上对水的需要，每天摄取的水量应能补充机体所需的水，才能保持机体内水的平衡。因此，在饮水时，必须根据人体的生理需要，做到适量、适时、优质、卫生，这就是合理饮水的基本要求。

1. 饮水适量 要做到适量饮水，首先必须了解人体在正常情况下，每天从机体内排出体外多少水。根据生理学的实验，在正常情况下，人体每天排出体外的水约有2 500毫升。排出的途径有以下4个方面：

(1)呼吸蒸发：人体在呼吸时，以水蒸气的形式丢失一定量的水，成人每天呼吸蒸发的水分约350毫升。

(2)皮肤蒸发：皮肤排汗有两种方式，一种是非显性出汗，即水的蒸发，成人每天由皮肤蒸发的水分约500毫升。另一种是显性出汗，出汗的多少与环境温度及劳动强度有关，在高温环境下作业的人，剧烈劳动和运动时，汗的分泌大量增加。

(3)经消化道排出：每天由消化系统分泌出大量消化液，有800毫升左右，在正常情况下，这些消化液绝大部分都在胃肠内被重吸收，只有150毫升左右的水分随粪便排出。如果发生呕吐、腹泻而丧失大量水分时，可以引起严重脱水。

(4)经肾脏排出：肾脏是排水的主要器官，对机体水平衡有重要调节作用，成人每天由肾脏排出的代谢废物有40～50克，主要是非蛋白氮和电解质，这些物质至少要有500毫升的尿才能将它溶解排出。成人每天尿量为1 000～2 000毫升，平均为1 500毫升。尿量受饮水量和上述三个排水途径的排水量的影响，如出汗多时，尿量就减少。当尿量少于500毫升时，就可认为是少尿，会出现代谢产物潴留在体内而导致氮质血症。

从以上体内水分排出情况看，人体每天不摄入水，仍然会不断地经呼吸、皮肤、肠道及肾脏(按每天必须排出的最低尿量500毫升)排出的水分约1 500毫升，这是人体每天必然丢失的水量。

根据机体内水平衡的原理，每天水分的摄入量和排出量要基本相等，保持相对平衡状态。摄入的水包括食物水、代谢产生水和饮水。各种食物含水量不同，成人每天从食物摄取水约1 000毫升；代谢产生水主要是指蛋白质、脂肪、糖等营养物质在体内氧化时所产生的水，一般每天产生约300毫升；饮水随季节气候、体重、年龄、活动量及生活习惯而不同，一般成人每天至少要饮水1 200毫升(这是一般气候条件下，从事轻体力活动时)，如果少于1 200毫升，就可能发生脱水。一个健康的成年人，每天应喝8～10杯水(每杯约200毫升)，如果天热和运动量大时，饮水量还要增加(表4)。

表4　成人每天水的摄入量与排出量

摄入量(毫升)		排出量(毫升)	
食物中的水	1 000	呼吸蒸发	350
代谢产生的水	300	皮肤蒸发	500
饮水	1 200	粪便排出	150
		尿	1 500
总量	2 500	总量	2 500

注：代谢产生水，100克蛋白质氧化可产生水410毫升，100克脂肪氧化可产生水107毫升，100克糖类氧化可产生水55毫升。

老年人由于机体发生许多生理性变化，在水的代谢方面，老年人肾脏的滤过率增大，浓缩尿液的能力降低，每天的尿量增多，体内水分丧失增加。而且60岁以上的老年人比青年时期水在体内的含量少30%～40%，并且随着年龄的增长，体内水分呈减少的趋势，这是一种老年性慢性脱水的现象。而且老年人大脑中的口渴感受中枢反应逐渐迟钝，对口渴感反应不明显，加之饮食量减少，使水分摄入不足，所以经常处于缺水状态。因此，老年人应根据自己身体状况，即使口不渴的时候，也应养成适时饮水的好习惯。一般每天应坚持饮水1 500毫升为宜，确切地说按体重计算，每天每千克体重需要水30毫升。

2. 饮水适时　以口渴感来决定是否饮水，实际上是不科学的。因为口渴表明人体水分已失去平衡，细胞已开始脱水，此时喝水为时已晚，往往不能满足正常需要。人体正常的生理活动必须有稳定的内环境，而内环境的稳定，又决定于体液及其成分的正常。人感到口渴时，细胞脱水已达到一定程度，口渴中枢神经才发出要求补充水分的信号，所以口渴了才喝水如同地干裂了才浇水一样，长此下去会对身体健康不利。所以养成适时饮水的良好习惯，改变等口渴了才喝水的不良习惯，对人体健康十分重要。

美国科学家的《长寿守则》，其中有一条提出适时饮水的要求，就是“饭前半小时到一小时之间与清晨饮水”。有的专家指出，饮水必须合时而适度，才可保持消化系统健康。最理想的方法是：如果饭前因渴而喝水，应15分钟后再进餐；吃水果之后，应相隔30分钟才可饮水；吃饱含淀粉的食品之后，最好相隔2小时才饮水；吃肉食之后，最好隔3小时之后才饮水。

我国许多医学生理专家认为，饮水的最佳时间是：早晨起床后，晨练之前；上午10时左右；下午3时左右；就寝前。

(1)关于早晨起床后饮水的好处,主要有以下几方面:①清晨饮水,能及时补充一夜丢失的水分,恢复体内水平衡,可以促进新陈代谢,增强免疫功能。②清晨饮水,能预防心脑血管疾病的发生。因为机体经过一夜的睡眠,不仅丢失不少水分,而且血流缓慢,血压下降,血液黏度增加,就容易产生血栓,尤其老年人血管硬化,更容易出现血液"凝固"趋势,从而引起血栓形成,这种现象最易在早上起床后3小时内发生。因而,起床后饮水,能很快吸收进入血液循环,稀释血液,既可降低血黏度,又能使血管扩张,有助于降低血压,预防脑中风及心肌梗死的发生。③清晨饮水,可以起到"内洗涤"的作用。何谓"内洗涤"?就是在机体内代谢过程中,不断产生一些有毒物质,这些毒性物质堆积在体内,妨碍人体细胞正常功能的发挥,容易促使机体衰老。清晨饮水后,可以加快机体内液体的流动,洗涤体内毒物,使其排出体外。所以提倡清晨饮水,就是基于这一理论作出抗衰老的对策。④清晨饮水,有助于食物消化吸收。清晨空腹饮水后,在胃内停留时间短暂,绝对不会影响胃酸浓度,而且对胃肠道是一次很好的冲刷,使胃肠道(特别是肠道)保持清洁,同时,由于饮水对胃肠黏膜的刺激促使消化液的分泌增加,这大大有助于当天食物营养的消化吸收,对便秘者也有良好的排便作用。我国养生学家认为,若要长寿,肠要常清,看来这是很有科学道理的。⑤清晨饮水后进行晨练,是一种很好的"振动运动",起到净化机体的作用。由于晨练时,四肢活动、吸收加快、腹肌收缩,喝水不仅增加胃肠蠕动,有利于水分在胃肠内的冲刷,而且出汗量增加,加速体内代谢有毒物质的排出,从而净化机体,达到强身健体、延年益寿的目的。⑥清晨饮水还能提高机体各脏器脱氢酶的活性,有利于降低积累于肌肉中的"疲劳素"——乳酸,消除疲劳,使机体尽快恢复体力,焕发精神,朝气勃勃。⑦坚持长期清晨饮温开水,还有美容作用,能使皮肤保持足够的水分,而显得柔软、细腻、有光泽、富有弹性。

(2)关于饭前饭后饮水问题:水停留在胃内的时间,仅有5分钟左右。所以,一般认为饭前30分钟到1小时饮水为宜。这样进食时,水不仅不会影响胃酸浓度,而且水分已遍及全身组织细胞,可以保证分泌足够的消化液,促进消化功能,增加食欲。饭后饮水一般应在用餐后1~2小时,并切忌在用餐时饮水或用餐后立即饮水,避免饮水后冲淡胃酸,夺去消化液中的酶,而酶是消化食物所不可缺少的,如被冲淡或减少都会影响对食物的消化吸收。

(3)关于睡觉前饮水:睡觉前饮水可以增加血容量,稀释血液,降低血黏度,使血液循环流畅,防止夜间血流缓慢时形成血栓,这对预防心脑血管病有好处。老年人睡前也要饮水,切勿因害怕夜尿而不饮水。其实,老年人膀胱萎缩,容量减少,不饮水照样要起床排尿。而且老年人由于肾功能减退,夜间尿量增多,导致体内缺水,血液黏稠,容易引发心脑血管病,因而老年人尤其有心脑血管病的人,半夜增加一次饮水很重要。但对患有心衰和心功能不全的患者,睡前不宜大量饮水,否则,会增加心脏负担。

总之,适时饮水的原则是根据机体的需要,及时补充水分,不是等口渴了才想起饮水,而是养成有规律的良好的饮水习惯。采取一日多次,一次少量慢饮的方法,既要防止暴饮,更不能长时间的不喝水,做到白天和晚上、上午和下午均匀饮水,每次饮水的时间以不影响消化为原则,这样才能保持体内经常处于水平衡状态,满足生理需要,对身体健康极为有利。

五、功效奇特的维生素

维生素是一类低分子有机化合物,它是人体生长、发育、生殖及维持生理功能所必需的营养素。它不是构成各种组织的主要原料，也不是体内能量的来源，其作用主要是调节物质代谢。许多种维生素是构成辅酶的主要成分，在调节物质代谢中具有十分重要的作用。人体对各种维生素需要的量并不多，每日仅为若干毫克或微克，而且多数维生素在体内不能自行合成，或虽有少数能在体内由其他物质转化生成，但仍不能满足人体需要，必须由食物供给。当食物摄入量不足，或食物中维生素含量不足，或因食物的贮存、烹调不当，使维生素受到损失或破坏，都会造成维生素缺乏，导致新陈代谢某些环节的障碍，影响正常生理功能，甚至引起种种维生素缺乏症。

(一)维生素的种类及性质

维生素目前发现的有 40 多种，按其溶解性质可分为脂溶性维生素及水溶性维生素两大类。

1. 脂溶性维生素 脂溶性维生素，它只溶于脂肪而不溶于水，它常和脂肪共存，必须经过脂肪溶解，方可被人体吸收。因此，其吸收与脂肪密切相关，当脂肪吸收不良时，脂溶性维生素吸收也减少，吸收后主要储存在肝内。

(1)维生素 A(又称视黄醇、抗干眼病维生素)：是一种淡黄色物质，它的前身是胡萝卜素(又称 β 胡萝卜素或维生素 A 原)。维生素 A 包括 A_1 和 A_2 两种。A_1 又称视黄醇；A_2 又称 3-脱氢视黄醇。维生素 A 化学性质活泼，在空气中易被氧化而失去生理作用，紫外线照射也可使其破坏。对热、酸、碱等比较稳定，在新鲜的油脂中更为稳定，食物中维生素 A 用一般的烹调方法无严重破坏，但高温加热时间过长(在 100℃高温下)就会破坏食物中的维生素 A。例如，油炸或在不隔绝空气条件下长时间脱水，可使维生素 A 遭到破坏。

维生素 A 仅存于动物性食品中。在植物蔬菜中虽不含维生素

A,但在胡萝卜、绿叶蔬菜、玉米中含有 α、β、γ 胡萝卜素及玉米黄素等类胡萝卜素,人体吸收后,在肠壁和肝脏中能转变为维生素 A,这些胡萝卜素称为维生素 A 原。维生素 A 原本身无生物活性,转变为维生素 A 的效果也各不相同。β-胡萝卜素是由 2 个维生素 A 结构相同的分子对称结合而成的,故其转化成维生素 A 的效能最高。其他的类胡萝卜素分子只有一个与维生素 A 结构相同的部分,故其转化为维生素 A 的效能较低。

(2)维生素 D(钙化醇、抗佝偻病维生素):为类固醇衍生物,已知维生素 D 族化合物有 6 种,其中以维生素 D_2、维生素 D_3 较为重要,分别由麦角固醇和 7-脱氢胆固醇经紫外线照射转变而来,故麦角固醇和 7-脱氢胆固醇称为维生素 D 原。

人体可从动物性食物(肝、乳、蛋黄)中摄取维生素 D_3 供机体需要,人体皮下组织中的 7-脱氢胆固醇受紫外线的照射可转变成维生素 D_3。所以,进行日光浴和户外活动有助于预防佝偻病的发生。麦角固醇则分布在植物中,食物中的麦角固醇在未变成维生素 D_2 之前,是难以被吸收利用的。

维生素 D 可溶于脂肪及脂溶剂中,性质较稳定,耐热,对氧、酸、碱较为稳定,不易被破坏。

(3)维生素 E(生育酚、抗不育维生素):属于酚类,是对苯二酚的衍化物。它对生育有重要作用,所以又称为“生育酚”。维生素 E 在无氧条件下对热稳定,易于自身氧化,也是机体内的强抗氧化剂。紫外线、碱和氧能使其破坏。

维生素 E 广泛存在于植物油中,以麦胚油和玉米油含量最多,在豆类、花生、蔬菜、牛奶及蛋黄等食物中含量也很丰富。它也能在人体肠道内合成,故正常情况下,人体不会缺乏维生素 E。

(4)维生素 K(凝血醌、凝血维生素):是一种黄色结晶的脂溶性维生素，属萘醌类化合物。常见的有维生素 K_1、维生素 K_2。维生素 K_1 在绿叶蔬菜、水果及动物肝脏、肉类、奶类、蛋黄中含量较多；维生素 K_2 是人体肠道细菌的代谢产物。维生素 K_1 和维生素 K_2 都是 2-甲基-1,4 萘醌的衍生物。维生素 K 在潮湿、有氧环境中稳定，耐热，易被光、酸、碱及氧化剂破坏。医学临床上常用的是人工合成的维生素 K_3 和维生素 K_4，比维生素 K_1、维生素 K_2 稳定，能溶于水。

2. 水溶性维生素 水溶性维生素溶于水而不溶于脂肪，这类维生素有 B 族维生素和维生素 C。这类维生素吸收后在体内储存很少，摄入量达饱和后，体内不能贮存，随尿排出。

(1)维生素 B_1(硫胺素、抗脚气病维生素)：其结构主要包括含硫的噻唑环与含氨基的嘧啶环，故又称硫胺素。硫胺素与焦磷酸结合成焦磷酸硫胺素(TPP)后才具有生物活性，它是维生素 B_1 在体内存在的主要形式。焦磷酸硫胺素是体内催化氧化脱羧反应的辅酶，故又称为辅羧酶，是糖代谢中的重要辅酶，因此，维生素 B_1 与糖代谢有密切关系。

维生素 B_1 是白色针状结晶，微带酵母咸味，易溶于水，在酸性溶液中加热至 120℃亦不分解。但在中性和碱性溶液中加热极易破坏。所以，煮米粥不应加碱，以免破坏维生素 B_1。

人体胃肠内细菌也可合成维生素 B_1，它的吸收在小肠内进行，体内储存量不多，易于缺乏。

(2)维生素 B_2(核黄素)：因色黄且含核糖，故又名核黄素。它是多种氧化还原酶的组成成分，并与能量代谢有关，也是机体中许多重要辅酶的组成成分。在人体内大多以结合形式存在，主要是黄素腺嘌呤二核苷酸(FAD)，由于 FAD 是代谢中每种重要酶类的辅酶，因此，核黄素缺乏时，引起机体代谢变化是多方面的。

维生素 B_2 广泛存在于动、植物中，微生物中的核黄菌有合成核

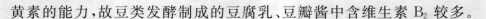

黄素的能力，故豆类发酵制成的豆腐乳、豆瓣酱中含维生素 B_2 较多。

维生素 B_2 易受光作用而分解破坏，故应置于暗处保存，在酸性环境中较稳定而耐热，在碱性溶液中则易破坏。

(3)维生素 B_6（吡哆醇、吡哆醛、吡哆胺）：其有 3 种形态：来自植物的吡哆醇、来自动物的吡哆醛和吡哆胺，其结构都是吡啶的衍生物，而且功能相同，在体内可互相转换。

维生素 B_6 参与人体内多种酶的反应，故有人称它为“主力维生素”。维生素 B_6 是一种白色、无臭、略带苦味的结晶，溶于水，稍溶于脂溶剂，耐热，能被碱和紫外光所分解。人体肠道细菌中的某些细菌利用肠内较简单的物质也可合成，但是只有少量被吸收利用。

(4)维生素 B_{12}（钴胺素、抗恶性贫血维生素）：是迄今为止发现的维生素中结构最为复杂且唯一含有金属元素的维生素，因其含有金属元素钴，所以又叫“钴胺素”。因其分子中含有钴，所以水溶液呈粉红色，在微酸或中性溶液中比较稳定，在强酸强碱下极易分解，在日光、氧化剂和还原剂条件下，易被分解失去作用。在肠道内维生素 B_{12} 很容易被酶类和细菌破坏利用。在人体正常胃液中含有一种特殊的糖蛋白，称为“内源因子”，维生素 B_{12} 与“内源因子”结合后才能透过肠壁被吸收。所以“内源因子”对维生素 B_{12} 起保护作用。

正常人肠道内的某些细菌以肠内物质也叫合成维生素 B_{12}，但这种维生素 B_{12} 与蛋白质相结合，不能被人体吸收利用。体内维生素 B_{12} 有多种形式，其中 5′-腺苷钴胺是维生素 B_{12} 在体内的主要形式，由于它以辅酶形式参加多种代谢反应，故又称辅酶 B_{12}。

(5)维生素 PP（烟酸、烟酰胺、抗癞皮病维生素）：是吡啶的衍生物。它包括烟酸和烟酰胺两种。烟酸在体内多以烟酰胺的形式存在。烟酰胺在体内常与核糖、磷酸和腺嘌呤结合构成辅酶Ⅰ和辅酶Ⅱ，辅酶Ⅰ和辅酶Ⅱ分子中的烟酰胺部分具有递氢作用，既可受氢而还原，亦可脱氢而氧化，是体内的重要递氢体。

维生素 PP 是一种白色针状结晶，溶于水，性质稳定，不易被热、酸、碱和日光所破坏。食物中的维生素 PP 经烹煮后不会被破坏。

维生素 PP 在动、植物中广泛存在，在人体肠道内细菌可合成少量烟酸。色氨酸在人体内也可转变成少量烟酸，但不能满足机体的需要。

(6)泛酸(遍多酸)：是一种有机酸，为白色、微苦的粉末。生物体内泛酸几乎全部用以构成辅酶 A。泛酸对热和氧化剂、还原剂比较稳定，在酸性或碱性溶液中加热时，可加速分解。泛酸广泛存在于生物界食物中，故名泛酸或遍多酸，在人体肠道内细菌也可合成，足够人体需要，故未见缺乏症。

(7)叶酸：广泛存在于生物中，特别是植物叶子中含量较高，故称为叶酸。叶酸是由蝶啶、对氨基甲酸及谷氨酸结合而成，为黄色结晶，溶于水和乙醇，不耐酸，易被热和光破坏。所以，在贮藏的食物中，其叶酸易被破坏。人体肠道细菌可合成叶酸，故不易发生缺乏症。

(8)维生素 H(生物素)：是噻吩与尿素相结合的骈环，为无色的针状结晶。溶于水而不溶于乙醇，在常温下性质稳定，但高温和氧化剂可使其失去活性。维生素 H 通常与蛋白质结合在一起，生鸡蛋的蛋白质含有一种碱性蛋白——抗生物素蛋白，能与生物素结合成一种稳定的、难以吸收的化合物。因此，生食蛋白有碍生物素的吸收。维生素 H 来源广泛，人体肠道内细菌也能合成，故缺乏病罕见。

(9)维生素 C(抗坏血病维生素、抗坏血酸)：是一种多羟酸性化维生素。维生素 C 既可作供氢体，又可作为受氢体，为较强的还原剂。维生素 C 很容易氧化成为脱氢抗坏血酸，脱氢抗坏血酸又易还原为维生素 C。维生素 C 因其具有很强的还原性质，故极不稳定，容易被热、氧化剂和碱破坏，微量重金属(特别是铜离子)更能促使其氧化，在低于 pH 值 5.5 溶液中，维生素 C 较为稳定。

维生素 C 广泛存在于新鲜水果和蔬菜中。新生的植物组织如豆芽及嫩幼的植物叶中最富含维生素 C。在许多新鲜植物中常有维生素 C 氧化酶与维生素 C 同时存在。当植物组织破坏时，维生素 C 氧化酶可促使空气中的氧将维生素 C 氧化成为二酮古洛糖酸。因此，新鲜食物贮存过久，其中维生素 C 破坏亦甚严重。

水溶性维生素除上述各种外，尚有许多"类维生素"，如胆碱、肌醇等。

(二)维生素的作用

维生素是维持机体正常生命活动所必需的营养素。其主要功能是作为辅酶的成分，而辅酶是构成具有生物活性的全酶的不可缺少的成分。这些全酶催化生物体中许多合成和分解反应，是机体产生能量、合成组织的激素和化学调节剂所必需的，也是解毒作用及破坏废物和毒素所必需的。各种维生素的作用各不相同，将其分述如下：

1. 维生素 A 的功能　维生素 A 是维持一切上皮组织健全所必需的物质，有促进上皮细胞合成黏蛋白、维持皮肤及黏膜上皮细胞的形态和功能，增强上皮组织对细菌、病毒的抵抗力。当维生素 A 缺乏时，上皮细胞变性、增生和过度角化，出现皮肤干燥、表皮粗糙、脱屑，降低机体对细菌病毒的抵抗力，从而引起皮肤黏膜组织方面的一系列疾病，其中以眼、呼吸道、消化道、尿道及生殖道的黏膜上皮影响最大，容易发生呼吸、消化、泌尿道感染；泪腺上皮角化，分泌泪液减少，以致角膜、结合膜干燥，产生眼干燥症，甚至发展成角膜溃疡等症。维生素 A 可促进生长发育，因其能促进体内组织蛋白的合成，加速细胞的分裂和新细胞的生长。如果婴幼儿缺乏维生素A，则肌肉、内脏器官萎缩，体脂减少，发育缓慢，生长停滞，并易感染各种疾病。维生素A可维持正常视觉，防治夜盲症。眼球内壁视网膜上的感光物质——视紫红质是由维生素A和视蛋白结合而成的一种结合蛋白质。如果维生素A缺乏则视紫红质的合成减慢，人的暗视觉可能消失，此即为夜盲症。近年来，在感受强光的锥状细胞（视网膜中的感光细胞，系感受强光，并司色觉）中分离出了3种感光色素，证明都是由维生素A的衍生物构成的色蛋白。因此，维生素A对保护视觉十分重要。维生素A能增强人体对传染病和某些化学致癌物质的抵抗力，还具有防治多种上皮肿瘤的发生和发展的作用。

2. 维生素D的功能 它是调节人体钙、磷正常代谢的重要物质，可以加速小肠中钙、磷的吸收，促进钙化，使骨骼和牙齿正常生长。如果维生素D缺乏，儿童可引起佝偻病，成年人则引起软骨病，特别是孕妇和乳母更易发生骨软化症。

3. 维生素E的功能 维持肌肉的正常发育和生长，是机体内的强抗氧化剂，防止多不饱和脂肪酸发生过氧化作用，中断自由基循环反应，保持生物膜的正常结构和功能，并且防止产生毒性物质，因而人们认为维生素E可以防止和延缓衰老。维生素E对动物生殖有重大作用，当维生素E缺乏时，会出现精子不能生长、受精后不能成长、已怀孕的也会发生胎儿死亡、流产，以及乳汁减少等现象，临床上常用于治疗习惯性流产和不育症。

4. 维生素K的功能 主要能促进肝脏凝血因子的形成，缺乏时肝脏就不能生成凝血酶原，因而使凝血作用减弱、凝血时间延长，严重时发生出血。

5. 维生素B_1的功能 其构成辅酶，参与糖代谢。焦磷酸硫胺素是糖代谢中的重要辅酶，而这种辅酶是维生素 B_1 与 ATP 借焦磷酸基转移作用而形成的。因此，维生素 B_1 与糖代谢有密切关系。如果维生素 B_1 缺乏，还可使丙酮酸和乳酸在血液和脑组织中大量堆积，能量产生减少，引起心血管和神经系统的许多症状，如心力衰竭、水肿、肌肉疼痛萎缩、四肢无力、下肢麻木、皮肤感觉异常等。这种由维生素 B_1 缺乏引起的疾病，称为脚气病。维生素 B_1 还有促进消化的功能，由于消化腺的分泌和胃肠道的运动均受胆碱能神经的支配，而维生素 B_1 能降低胆碱酯酶的活性，保证胆碱能神经的正常传导。当维生素 B_1 缺乏时，胆碱酯酶活性增强，胆碱能神经的传导发生障碍，因而出现消化液分泌减少，胃肠蠕动缓慢，食欲缺乏、消化不良等症状。如果补充维生素 B_1，就能增进食欲，促进消化。

6. 维生素 B_2 的功能 由于维生素 B_2 在人体内主要以黄素腺嘌呤二核苷酸(FDA)存在，而 FDA 是代谢中多种重要酶类的辅酶。因此，维生素 B_2 缺乏时，引起机体内代谢变化异常是多方面的，主要表现为上皮组织的病变，如口角溃疡、唇炎、舌炎、阴囊皮炎等。

7. 维生素 B_6 的功能 它参与人体内多种酶的反应，可使维生素 B_1、维生素 PP 在体内发挥作用，促进维生素 B_{12}、铁、锌的吸收，可制止多余的维生素 C 转化为草酸盐，预防肾结石。临床上未见单纯的维生素 B_6 缺乏症，在缺乏维生素 B_1 同时缺乏维生素 B_6，会引起神经调节功能障碍。

8. 维生素 B_{12} 的功能 有促进血细胞成熟的作用。缺乏时，除恶性贫血外，还可引起脊髓变性。维生素 B_{12} 还以辅酶的形式参加体内许多化学变化，它参与体内甲基的形成，促进蛋氨酸的合成，还可能参与脱氧核糖核酸的合成。因此，缺乏维生素 B_{12} 时，引起脱氧核糖核酸合成障碍，抑制细胞分裂，从而影响生长发育。

9. 维生素 PP 的功能 它是辅酶Ⅰ和辅酶Ⅱ的组成成分，为细胞内的呼吸作用所必需，可维持皮肤和神经的健康，有防止癞皮病的作用，并能促进消化系统的功能。缺乏时会引起癞皮病、舌炎、食欲缺乏、消化不良、头痛、晕眩、记忆力减退等，严重时引起痴呆等疾病。

10. 叶酸的功能 叶酸在肝脏和骨髓等组织中加氢还原成四氢叶酸，而四氢叶酸与一碳基因（所谓一碳基因，主要是指甲基、甲酰基和羟甲基等）的生成和利用有关，所以缺乏叶酸时，则嘌呤、嘧啶难以合成，从而影响到核糖核酸（RNA）与脱氧核糖核酸（DNA）的合成，而 RNA 与 DNA 是生命活动的重要基础物质。叶酸也是骨髓巨母细胞正常发育所必需的物质，缺乏时，亦可出现巨细胞性贫血。

11. 泛酸的功能 泛酸是辅酶 A 的组成成分，而辅酶 A 是人体内物质代谢过程中酰化时不可缺乏的物质。有报道动物实验证实，缺乏泛酸时可引起脑功能障碍。

12. 维生素 H 的功能 它与人体内的物质代谢关系密切，尤其对脂肪合成十分重要。幼儿缺乏维生素 H 时有脂溢性皮炎、肌肉疼痛、厌食、贫血等症状。

13. 维生素 C 的功能 它参与人体内各种营养素的氧化、还原过程，是人体新陈代谢的必需物质。它促进肠道铁的吸收，促进高铁血红蛋白还原为血红蛋白，促进叶酸还原为四氢叶酸等。它参与细胞间质的生成，维持牙齿、骨骼、血管、肌肉的正常发育和功能，尤其是胶原的形成。因此，对血管壁的弹性保持正常状态极为重要。它能增加人体抗体的形成，提高白细胞的吞噬能力，增强对疾病的抵抗力。它对铅、苯、砷等化学物质具有一定的解毒作用。维生素 C 缺乏时，典型症状是坏血病，其最主要的特征是普遍出血。

(三)维生素与人体健康

维生素是人体所必需的营养素,没有维生素,人就无法生存。人类就是靠着维生素维持人体正常的新陈代谢,预防许多疾病,而延年益寿的。专家们一致认为,维生素将成为人类预防疾病最简便、最有效和最廉价的手段之一。因此,人们必须十分重视维生素对人体健康的作用。

1. 维生素不足 由于维生素种类很多,而且每一种维生素对人体生理功能的影响是多方面的,因此维生素不足时对人体健康的影响较大。

随着人民生活水平的提高,单纯性维生素缺乏症在我国已很少见。但是在一些特殊情况下,如食物品种单调、偏食、进食过少、进食困难;或因患慢性胃肠病、食欲不佳而影响维生素的吸收;或因食品储存加工烹调不当使维生素损失过多;或因高热、感染等维生素需要量增加;或因妇女怀孕、哺乳期机体对维生素需要量增加;或因长期使用广谱抗生素而使肠道菌群合成维生素减少等原因,都可导致维生素摄入不足或需要量增加而引起维生素缺乏。

人们的生理因素、环境因素及职业因素,均可引起维生素的需要量增加。在日常生活中,不同食物也会影响维生素的需要量。例如,食用高蛋白食物则需要更多的维生素 B_6;常食用生鱼者,可能发生维生素 B_1 缺乏,这是因为某些生鱼肉中含有分解维生素 B_1 的酶;以小米为主食者应多补充烟酸,这是因为小米中亮氨酸含量较高;食用高糖食物需要较多的维生素 B_1 等。此外,药物也可引起维生素缺乏,最常见的是广谱抗生素可引起 B 族维生素缺乏。在应用抗结核药物时,易引起维生素 B_6 缺乏。

怎样判断缺少何种维生素呢? 人体内如果缺少某种维生素就会

从相应的症状中反映出来。

(1)维生素 A 缺乏症:轻度缺乏时会引起眼角膜干燥,称眼干燥症,眼部有干涩感,继续发展可出现畏光、流泪、视觉模糊、夜盲等。同时还会出现皮肤干燥、粗糙、失去光泽,指甲会出现凹陷线状纹,呼吸道易感染,记忆力减退,失眠等症。我国浙江医科大学生物化学专业硕士研究生洪赤波在朱寿民导师的指导下,进行了“维生素 A 与贫血及铁代谢的关系”研究,研究结果显示,缺铁性贫血与维生素 A 缺乏有关。此外,还有报道维生素 A 缺乏易致白内障和儿童腹泻。

(2)维生素 B_1 缺乏症:可出现食欲缺乏、消化不良、气色不佳,有时手脚有麻刺感,患多发性神经炎,小腿肚偶有痛感,发生脚气病,并易患心脏病。

(3)维生素 B_2 缺乏症:缺乏维生素 B_2,易出现口角干裂、口腔及舌头发炎、皮肤易起鳞屑,出现肺炎,发生角膜炎,畏光,会导致萎缩性胃炎、食管上皮细胞重度增生,体质越来越差。

(4)维生素 B_6 缺乏症:出现黏膜干涸、舌痛唇干、烦躁、肠道功能紊乱。维生素 B_6 缺乏可抑制氨基酸代谢,导致高半胱氨酸水平升高,进而引起胆固醇升高,促成动脉粥样硬化;或由于血小板凝集性增强,促进血栓形成;长期摄入不足,可导致冠心病的危险性增加。

(5)维生素 B_{12} 缺乏症:出现皮肤苍白、贫血、毛发稀黄,食欲不佳、呕吐、腹泻、精神不振、神经组织受损并发生炎症,神经组织细胞中多巴胺合成减少,脑组织中多巴胺神经元萎缩,从而导致老年性痴呆。

(6)维生素 C 缺乏症:出现牙龈肿,容易出血,舌头有深痕,伤口不易愈合,发生坏血病,身体虚弱,易疲劳,可引起心脏病等。

(7)维生素 D 缺乏症:使钙、磷的吸收减少,使已成熟的骨骼脱钙而发生骨软化症或骨质疏松症,常易使老年人患腰腿痛。

(8)维生素 E 缺乏症：可引起神经和肌肉组织发炎，严重时可引起心力衰竭。

(9)叶酸缺乏症：可发生糙皮病，易出疹子，肠道功能紊乱，精神不安，常导致烦躁、焦虑、抑郁、健忘、失眠和感觉异常。严重时还会使性格改变，甚至出现狂躁、猜疑、幻想等精神症状。

2. 维生素过量 当前，世界许多国家都流行未经医生允许便自行服用维生素类药物，以防感冒、心脑血管病、癌症、衰老等，甚至有些青年人为追求美容而服用维生素。实验证明，各种维生素对人体有益的作用，都是在一定限量内发挥效应的，如果超过限量，就可能出现对人体健康不利的影响。所以，应该纠正认为服用维生素越多越好的错误观点。

摄入过多脂溶性维生素(维生素 A、维生素 D、维生素 E、维生素 K)，在身体内贮存起来，可转化为对身体有害的物质。例如，长期大剂量服用维生素 A，可引起严重的肝病，即使每日服用量降至 2 500 国际单位(IU)，如长期使用也能引起严重的或者是不可逆转的肝损害。60 岁以上的老年人对维生素 A 的摄入量是有限度的，如果服用时间较长或者剂量偏大，很可能导致肝、肾功能及骨关节严重损害，以及其他一些疾病的发生。这是因为服用过量的维生素 A，能在血液中产生高血压物质，即维生素 A 醛酯，所以老年人不宜常服维生素 A。长期大量服用维生素 A，可引起骨痛、颅内压增高、皮疹、瘙痒、头发干枯脱落、厌食、口唇皲裂等多种中毒症状。

由于许多人认为维生素 E 有抗衰老作用，服用者日益增加，剂量也日益增加，而且还有加大用量的趋势，认为多多益善。但大量久服维生素 E 带来的隐患也不能忽视，如果长期大量服用维生素 E，可引起血压升高、出血、极度疲乏、头晕、头痛、恶心、腹泻、荨麻疹等。另外，还可引起内分泌紊乱，生殖功能障碍，月经增多或闭经等，严重的毒性反应可出现血栓静脉炎或肺栓塞等。

许多老年心血管病患者，较普遍地服用维生素C、维生素E，而实际上大多数患者无需补充维生素E，尤其高脂血症患者补充维生素E更应慎重。血脂较高的老年人，如果额外补充维生素E，不但没有任何降血脂作用，还会出现胸闷、憋气、腹泻、血栓性静脉炎、乳腺增生等不良反应。因此，对维生素E要正确认识和合理使用，不要认为用药越多越好，不需要补充维生素E的人，就不要赶时髦。就是那些身体虚弱，维生素E缺乏，需要以本品增强机体免疫功能、身体抵抗力、预防早衰等，都应在医生的指导下，定量、定疗程规范服用，才能避免不良后果发生。

长期过量服用维生素D，身体无法完全消耗时也会引起中毒，主要是血钙升高，食欲缺乏、消瘦、尿频、低热、恶心、呕吐，严重者还会出现血管及其他器官、软组织钙化，血清胆固醇浓度升高，心电图异常及肾功能损害等。

长期过量摄入维生素K，可能损害肝脏，并易出现凝血块，如果凝血块出现在心、脑、肺等要害处，可发生危险，甚至危及生命。新生儿维生素K用量过大，可有溶血反应。

水溶性维生素服用过量，虽然不在体内储存，可随尿排出体外，但摄入过量也可打乱维生素之间的平衡，引起其他维生素缺乏，对身体健康也是有害的。

B族维生素中，值得注意的是维生素B_6，过量可损害神经，使肌肉麻痹。对胎儿亦可产生不良影响。烟酸过量可损害肝脏，易导致高血糖症。

大量服用维生素C的不良反应亦不少，常易引起恶心、呕吐、胃酸增多、胃液反流，对慢性胃炎、胃溃疡患者不利，可使胃溃疡疼痛加剧，严重者，还可酿成胃黏膜充血、水肿，导致胃出血。如果大剂量

(每日 1～4 克)可促使小肠蠕动增加,以致出现腹痛、腹泻等症状。如果每日服维生素 C 4 克,可使尿液酸化,使尿酸盐与胱氨酸沉积在肾、输尿管、膀胱、尿道形成泌尿系结石。长期大量服用维生素 C,可减少机体对维生素 B_{12} 的吸收,使恶性贫血加剧,还可诱发溶血性贫血;少数人还对维生素 C 有过敏反应,长期过量服用维生素 C,还可使女性生育能力降低。因此,对维生素 C 的补充切不可盲目行事,更不能认为是越多越好,而且蔬菜、水果中大都含有丰富的维生素 C,其含量基本能满足人体对维生素 C 的需要,一般不需要从食物外另加维生素 C 补充。如果出现下列情况者:容易疲劳的人;从事剧烈运动和劳动强度大的人;患贫血症、高血压、高血脂的人;脸上有色斑的人;发生骨折或骨质疏松的人;因服药多而消耗了体内维生素 C 的人,可在医生指导下补充维生素 C。

滥用维生素还可能影响某些疾病的诊断和治疗。例如,维生素 B_6 能降低消炎药的作用;摄入过量维生素 C 可使溃疡病和肠癌诊断时进行的便血检查得出错误的结论。

维生素是维持正常生理新陈代谢和生理功能必不可少的营养素,多数不能合成,故需从饮食中摄入,保持人体正常需要。但近年来随着人们保健意识的增强,人们乐于服用包括维生素在内的各种保健药品或维生素强化食品,把维生素当成补品,认为多吃无妨,这种观点是极其有害的。因为人体所需各种营养素是建立在一个极其脆弱的平衡基础上的,一旦这个平衡被打破,就会出现不良反应。法国现在已提出禁止大剂量补充维生素和微量元素,他们基于维生素与微量元素的毒性做出了研究报告。法国公共健康监察委员会对 3 种微量元素——硒、锌、氟,以及 7 种维生素——维生素 A、维生素 D、维生素 E、维生素 C、维生素 B_6、烟酸、叶酸规定了新的安全限量,其限制补充剂量大多为最小毒性剂量的 1/10。他们计划敦促欧洲委员会也采用同样的限量。专家告诫人们，如果需要补充维生素，应考虑如下几方面的因素：①如果饮食规律，食物营养丰富，而且食物营养结构合理，同时自我感觉良好，那么，就不需要额外补充维生素。②如果所吃食物中多为新鲜蔬菜、水果等，而且食品的贮存、加工烹调得法，少用熏、烤、煎、炸等方法，防止了食品中维生素的丢失，则可从食物中就获得更多维生素。③如果饮食很随意，长期吃快餐食品，没有时间准备新鲜蔬菜、水果，那就应考虑补充多种维生素。④如果身体状况不好，如皮肤角化、嘴唇干裂、鼻孔干燥、头痛、浑身无力等现象，怀疑自己缺某种维生素，就应请医生检查。⑤婴幼儿、孕妇、哺乳期妇女、老年人、体弱多病者，以及长期从事特殊职业的人，在医生指导下根据需要适量补充所需维生素。

(四)维生素的来源与需要量

人体对维生素的需要量虽然不多，但人体内对大部分维生素不能合成或者合成量不足，因此需从食物中摄取。人体每日需要维生素，应从哪些食物中摄取补充，列表如下(表5)。

表5　人体每日维生素需要量

维生素	来　源	需要量
A	动物食品含量丰富的有：肝、奶、奶油、蛋黄、鱼肝油、河螃蟹、牡蛎等 植物食品中含量丰富的有：胡萝卜、香菜、油菜、菠菜、番茄、扁豆、苋菜、茄子、白菜、豌豆苗、红心甘薯等。 水果中的葡萄、杏、李、香蕉、大枣、芒果等	成年人每日需要量为800微克，妇女妊娠期为1 000微克，哺乳期为1 200微克
D	鱼肝油、鸡蛋黄、黄油、肝、奶、瘦肉等	成人每日需要5微克，儿童、孕妇、乳母每日需10微克

续表

维生素	来源	需要量
E	各种植物油、谷物的胚芽，豆类、芝麻、花生、蔬菜、牛奶、蛋黄、核桃仁等	成人每日需要10～12毫克，婴儿每日为3～4毫克，儿童6～10毫克
K	绿叶蔬菜、水果、肝脏、肉类、奶类、蛋黄等	成人每日20～100微克
B_1	米、麦皮、麦芽、酵母、燕麦片、向日葵子、瘦肉、动物内脏、蛋类、豆类、白菜、芹菜、核果、啤酒等	成人每日为1～2毫克，高温作业者每日为2～2.5毫克
B_2	肝、肾、心、奶、蛋、牛肉、豆类、菌藻类、酵母、绿叶蔬菜、向日葵子、鳝鱼等	成年人每日1.2～2毫克
B_6	各种谷物、豆类、花生、向日葵子、荞麦粉、肉类、肝、蛋黄、酵母、番茄、香蕉等	成人每日2.0毫克，孕妇、乳母2.5毫克，儿童0.6～2毫克，婴儿0.4毫克
B_{12}	肝、蛤、牡蛎、鲭鱼、沙丁鱼、蟹、牛肉、猪肉	成人每日3微克
PP	谷类、豆类、花生、蛋、奶、动物内脏、蔬菜、水果	成人每日需12～15毫克
叶酸	肝、肾、酵母、小麦、胚芽、黄豆、菠菜、芦笋、橘子、香蕉、绿叶蔬菜、甘蓝等	成人每日0.2毫克
泛酸	肝、肾、心、牛奶、蛋、大豆、花生、酵母、啤酒、绿色蔬菜	成人每日10毫克
H	蛋类、肝脏	成人每日100～300微克
C	广泛存在于新鲜蔬菜、水果中，特别是绿叶蔬菜、酸性水果，如橘子、大枣、番茄、山楂、刺梨、猕猴桃、草莓等	成人每日60毫克，孕妇80毫克，乳母100毫克

六、人体也有无机盐

无机盐又叫矿物质，是无机化合物中盐类的总称，包括金属与非金属的化合物。营养学上是指机体所必需的无机盐类，它是构成人体组织和维持正常生理功能所必需的各种元素，分常量元素和微量元素两大类。常量元素有钙、磷、钾、钠、氯、镁、硫等，这些元素在人体内含量较多，需要量也较大，含量约占体重的3.94％。微量元素有铁、锌、铜、锰、碘、铬、钼、钴、硒、钒、锡、氟、硅、镍等14种元素，人体需要量很少，人体内含量也较少，仅占人体体重的0.046%，但它是人体生命活动所必需的元素。此外，还有一些对人体有害的微量元素，如铅、汞、铍、铋、锑、铝等。

（一）无机盐的化学性质

无机盐元素分金属元素和非金属元素。例如，钠、镁、铜、铁、钾、铝、汞是金属元素；氯、碳、磷、碘是非金属元素。

1. 金属元素　在自然界存在着一百多种元素，在人体内重要的金属元素有钠、钾、钙、镁、铁、铜、锌等。钠、钾比重小，熔点低，易氧化，是最活泼的金属元素；钠、钾与卤素、氧、酸、水都能作用，反应迅速，几乎所有的酸都能与钠、钾生成盐；钙很活泼，易与卤素、硫等非金属化合。

2. 非金属元素　人体内的非金属元素中氟、氯、碘等元素化学性质很相似，它们都能直接与金属元素化合成盐类，所以有造盐元素之称，通称为卤素，卤素都是活泼的非金属元素，具有氧化性等。

（二）无机盐的功能

无机盐包括微量元素是构成人体最基本的物质，生命活动也是各种元素在体内生化代谢的表现。人体缺少这些元素，酶的活性就会降低或完全丧失，蛋白质、激素、维生素的合成和代谢也就会发生障碍，各种生理活动就会出现异常，而发生种种影响健康或危及生命的疾病。

无机盐类元素之间有着相互关系，可有数种不同的元素，同司一种生理功能。它们的主要功能可概括为以下几方面：

1. 构成骨骼和牙齿的主要成分　如钙、磷是骨骼和牙齿中必不可少的主要成分，镁也是组成骨骼的成分，氟在体内需要量虽不大，也是骨骼和牙齿中不可缺少的成分。

2. 构成软组织的重要成分 如铁是合成血红蛋白、肌红蛋白、细胞色素和其他酶系统的主要成分，铁也是肌肉、肝、脾和骨髓的组成成分。缺铁时，则携氧能力减少。

3. 调节生理功能 如钾、钠、镁、锌、铜、锰等元素，主要是调节机体生理功能。钠、钾共同维持体内正常的渗透压、酸碱平衡，以及体内水分的保留；碘是合成甲状腺激素的主要成分，可调节和控制机体的基础代谢，促进体内氧化作用；钙也是维持所有细胞正常功能的物质，如心脏的正常搏动，肌肉神经正常兴奋性的传导和适宜感应性的维持，都必须有一定量的钙离子存在。如果血钙量下降，则会使神经肌肉的兴奋性增高。必需微量元素中的锌、锰、硒、铬、镍等涉及人体数百种酶的生成和激活，直接影响蛋白质、糖、脂肪的正常代谢；镁是体内许多酶系统的激活剂，也是数百种生理反应的催化剂；锌是两百多种酶的活性中心和辅助因子，缺锌可使人体代谢受阻。

4. 参与免疫功能的形成 现代研究结果认为，锌、硒、铁、铜、锗等元素与机体免疫水平有密切关系。例如，锌有激活胸腺素，增强免疫反应和 T 细胞功能的作用；缺锌时会使胸腺明显萎缩，细胞数量减少，功能降低，细胞免疫力减退。由于免疫系统受锌的影响，因此锌是一种有希望的免疫调节剂。硒则有促进体内抗体形成的作用。

5. 保护人体细胞不发生癌变 研究发现，癌症患者体内存在着微量元素的平衡失调，如肺癌与锌硒低、铬镍高有关；肝癌与锰铁钡低而铜高有关。硒具有调节癌细胞的增殖、分化作用，可抑制体内癌细胞的浸润、转移，以延缓肿瘤的复发。铜元素既可直接杀伤癌细胞，又可抑制癌细胞 DNA 的合成，并能促进癌细胞的诱导分化。近年来，科学家们研究发现锗能促进产生抗癌因子，能诱导分泌白细胞介素 3 和干扰素-γ，刺激机体抗癌防御功能，抑制肿瘤生长和扩散；还发现有机锗能从癌细胞中夺取氢离子，从而降低它的电位（癌细胞电位比正常细胞电位高，因此容易分裂增殖），改变其生理状态，直到抑制其繁殖。

6. 延缓机体衰老过程 当前，在关于微量元素与抗衰老关系的研究中，已发现微量元素与衰老的遗传学说、自由基学说、代谢学说等都有密切关系。人体的过氧化，是细胞破坏，导致衰老的主要原因，而锌、硒、铜、锰等元素具有清除导致细胞老化的过氧化物质。锰、铜、锌还是超氧化物歧化酶的重要成分，这种酶能破坏自由基，发挥抗衰老作用。锰还可提高人体内性激素的合成，激活一系列酶，使中枢神经系统保持良好状态，延缓衰老，所以锰有“抗衰老元素之称”。硒的主要功能是增加谷胱甘肽过氧化物酶的活性，从而达到延缓衰老的目的。

（三）无机盐与人体健康

现代医学证明，人类的疾病 90％以上同无机盐不平衡有关，所以人体内各元素保持一定的动态平衡对于健康至关重要。现将人体内微量元素与健康的关系分述如下。

1. 钠 由于人体钠离子的摄入主要来源是食盐，因此食盐的摄入量多少，直接关系着钠离子上述功能的发挥，也直接影响人体健康。钠与高血压密切相关。喜欢吃咸者不仅可引起高血压，还可以并发动脉硬化、心脏病、脑血管意外、偏瘫等。一定量的盐可以保证人体血液循环系统的健康，但过量会加重心脏负担，导致心脏疾病。过多的盐进入人体，会使血液渗透压升高，使饮水量增加，循环量增加，从而加重心脏负担。高盐膳食可加快钙的流失，最终使骨骼变得细小脆弱，容易引起骨折。减少膳食中的钠盐，适当增加钙的摄入量是一种有效的预防骨质疏松症的方法。高盐饮食还易形成肾结石。

如果食盐摄入过少，也可造成“低盐综合征”，使人体的水盐代谢失调(钠、钾)，以致肌肉缺钠而疲乏无力，痉挛萎缩，心肌缺钠还会影响心脏正常跳动。食盐太少，会影响老年人的大脑功能。所以，食盐是保护人体健康、维持生命所必需的物质，既不能多食盐，也不能惧怕食盐，过多或过少都不利于健康，甚至引发疾病。

2. 钾 正常成人血浆中钾浓度为4.1～5.6毫克当量/升，当血浆钾浓度低于3.5毫克当量/升时，称为低血钾；当血浆钾浓度高于5.6毫克当量/升时，称为高血钾。出现低血钾的原因主要是钾的摄入不足，排出量增加，或从细胞外液大量移入细胞内液，均可导致低血钾。低血钾的主要表现为心脏自动节律性增强，易产生心律失常，出现期前收缩和异位心律，四肢软弱无力、倦怠、腹胀、尿潴留、呼吸困难，严重时心跳可停止在收缩状态。高血钾的原因主要是钾输入过多，排泄障碍，或细胞内的钾转移到细胞外均可引起高血钾。高血钾的主要表现是心动过缓、传导阻滞和收缩力减弱、全身极度疲乏、肌肉酸痛、肢体湿冷、面色苍白、嗜睡，严重时心跳可停止在舒张状态。

钾除了有保护心肌、维持心跳规律的作用外，还能降低血压，血钾浓度高，可兴奋钠-钾泵的功能，并使细胞内钠的结合力降低，血管张力减退，从而使血压下降。钾有预防中风的作用。钾对血管有保护作用，可防止动脉硬化及血管内皮损伤，从而降低高血压病人中风的发生率。补充碳酸氢钾，可预防骨质疏松症或使之逆转。服用碳酸氢钾可能减少骨质丢失率而增加骨形成率。

3. 钙 我国人民当前膳食中钙摄取量处于较低水平，全国人均约为500毫克，尤其小儿与老年人缺钙尤为突出。中老年人缺钙易出现骨质疏松、骨质增生、肩周炎、高血压、糖尿病、动脉硬化、性功能低下、老年痴呆等，可以说折磨老年人的许多不适之症都与缺钙有关。

例如，老年人骨痛、关节痛、便秘、多尿、心律失常、非节律性抽搐、手足麻木、瘙痒、嗜睡、情感淡漠、脆弱、周身疲惫无力、食欲缺乏等，均与缺钙有关。一般男性32岁，女性28岁以后，骨钙每年以0.1%～0.5%的速度流失，到60岁时，竟会有50%的骨钙流失，此时易出现骨质疏松。尤其女性进入绝经期后，因性激素水平降低，而出现骨骼代谢障碍，钙质丧失量进一步增加。缺钙是一种漫长的、难以觉察的、隐匿的疾病，会积累转化为严重缺钙，并表现出明显的症状，这就是所谓显性缺钙。缺钙可导致人体各种疾病，并成为成年后提前衰老的祸根。

在正常情况下，机体内钙离子在骨-血浆-软组织之间运转，维持机体的正常功能。当人体长期缺钙时，血浆中含钙量下降，刺激甲状旁腺分泌增加，促使骨钙释放进入血浆及软组织，这一过程医学上称为钙迁徙，通俗地称为钙搬家。其结果导致骨钙减少，老年人出现骨质疏松、肩周炎、肢体疼痛等。同时，因钙搬家，使血浆钙离子浓度增高，平滑肌收缩增强，引起小血管痉挛，形成高血压，从而破坏动脉壁。如果支气管平滑肌细胞内钙离子增加，还会引起支气管痉挛，导致慢性支气管炎及哮喘，使通气性障碍明显增加。另外，因钙搬家，骨钙游离进入血浆后，在动脉壁上沉积，引起动脉粥样硬化，可使血压进一步升高，心肌供血不足、心肌细胞钙离子增多，出现心绞痛频繁发作等症状。

钙元素可防治高血压。高血压的原因虽然很多，但人体内缺钙是不可忽视的原因之一。所以，提醒高血压患者吃降压药效果不好时，在服降压药的同时，不妨增加饮食中钙的摄入量，或在医生指导下服钙剂，可起到意想不到的效果。补钙过量也可致血压偏低。高钙饮食能显著降低总胆固醇、低密度脂蛋白和载脂蛋白β，从而减少心脏病发生。高血压、冠心病患者宜在医生指导下进行补钙。进入中年后，患骨质疏松症可能性增加，很多人会注意到增加钙质摄入，但钙质补充不宜过多，以免引起高钙血症。

骨质增生也是人体缺钙的一种表现形式，这也是折磨中老年人的一种常见病。此病患者血钙常居高值，于是有人主张忌食含钙丰富的食物，然而结果反而加剧了软组织钙化。骨质增生是人体缺钙时，钙元素入不敷出呈负平衡，便每日从钙库取钙，以维持血钙平衡，导致血钙升高。然而成骨时，钙往往集中在骨关节部位，形成各种肥大性关节病变，这就是骨质增生。

4. 磷 磷和钙同是构成骨骼和牙齿的重要材料，人体内 80% 以上的磷存在于骨骼和牙齿中，肌肉中约占 10%，其余部分分布于神经组织，特别是大脑中含量较多，血中也有磷，所以磷是组成细胞和体液、特别是脑神经细胞中的重要成分。磷也是人体内各种酶的主要成分。磷以磷酸基的形式参与物质代谢过程，在蛋白质、脂肪、糖、核酸代谢中都有磷酸参加。磷还组成体内酸碱缓冲体系，维持体内的酸碱平衡。因此，磷也是对人体健康极为重要的元素之一。

由于磷易为人体吸收，而且食品中广泛存在磷，所以很少发现缺磷现象。但许多抗酸药能与磷结合，如连续使用抗酸药，结果磷无法为人体吸收，则可因缺磷而出现衰弱、食欲缺乏及骨骼疼痛现象。

5. 镁 镁对人体健康特别重要，它是人体内许多酶系统的催化剂，是数百种生理反应的催化剂，所以被称为人体健康的催化剂。镁在蛋白质、核酸、脂类和糖类合成中都是不可缺少的，镁对生命活动和遗传都有重要作用。一些体育医学专家研究认为，镁可以战胜疲劳。镁和钾、钠、钙一起与相应的负离子协同，维持体内的酸碱平衡和神经肌肉应激性。缺镁的严重后果是肌肉痉挛、极易疲劳、身体虚弱、注意力分散、神经紧张、心动过速、心律失常和头晕目眩等。缺镁还会导致体内水盐代谢失调，引起神经肌肉兴奋性极度增强，对幼儿可致癫痫、惊厥。因此，镁对神经和肌肉功能的正常发挥起着重要作用。

镁是心血管系统的重要保护因子，具有舒张血管和镇静作用，对维持心脏的正常功能起着重要作用。缺镁时易发生血压升高。镁除有拮抗钙的作用外，可通过钠、钾、ATP 酶使组织内钠、钙发生变化，作用于神经系统而调整血压。因此，血清镁有直接作用于心血管系统、参与血压调节的作用。

镁还可预防胆固醇饮食引起的冠状动脉硬化。缺镁会导致动脉粥样硬化、血栓和心肌梗死等疾病的发生。镁可降低癌症发病率，还可缓解偏头痛。

6. 铁　铁是人体必需的微量元素之一。人体中的铁，是以铁蛋白的形式存在于血液、肝脏和骨髓中的。铁的主要生理功能是参与人体内许多物质合成，如血红蛋白、肌红蛋白、细胞色素氧化酶、过氧化酶等，有人体“命脉中的核心元素”之称。铁对于氧和二氧化碳的运输、细胞呼吸和生物氧化过程都发挥着重要作用。

缺铁可引起贫血，缺铁性贫血的表现是：面色、口唇、耳垂等苍白，注意力不集中、好动、好哭、烦躁、食欲减退、呕吐、腹泻、体重减轻、肌肉松弛无力、毛发稀少枯黄、指甲凹陷、体格发育差等。孕妇缺铁常有疲倦、怕冷、记忆力减退、食欲减退等症状。

铁缺少对人体健康有害，但过量的铁对身体不但无益，反而会产生对健康不利的影响。体内储存高浓度的铁将增加患心脏病的危险，过量的铁可促进自由基的形成，促进衰老。铁元素含量增高与导致老年性痴呆也有关。专家建议，35 岁以上男性和绝经后的女性，应对血铁蛋白含量进行监测，含量如果超过每升 150 毫克，就需要采取降低措施。人体内含铁量过多还有增加癌症的危险。所以，日常生活中铁元素已足够，除非缺铁性贫血，一般不要盲目补铁。

7. 铜　铜、铁、锌并称为人体必需的三大微量元素。微量的铜对人体的健康有举足轻重的影响。铜以酶的形式存在于体内，能催化血红蛋白合成。人体内有 30 多种酶和其他蛋白质含铜，如酪氨酸酶、抗坏血酸氧化酶、细胞色素氧化酶等均以二价铜离子为核心。铜可以迅速使氧分子和氢化合生成水，这是人体内重要的生化反应。铜在人体结缔组织、皮肤、软骨等组织的新陈代谢中起着重要作用。

铜还可使老年人筋骨强壮。人到老年牙齿脱落，步履艰难，容易伤筋损骨。据营养学家测定，人体内有一种含铜的金属酶，叫赖氨酰氧化酶，这种酶的功能是使胶原纤维交联，而胶原纤维是结缔组织、肌腱、骨骼、牙齿、软骨组织的结构物质。如果体内缺铜，赖氨酰氧化酶的催化作用就大大减弱，胶原纤维交联不全，人就会感到乏力，或形成疾病。

营养学家们发现，冠心病的起因与铜的缺少有关。缺铜如同缺铁、缺锌一样会导致贫血，铜是合成血红蛋白的催化剂。缺铜也是糖尿病的诱因。

8. 锌　锌是人体必需的三大微量元素之一。锌广泛存在于人体组织中，包括各种细胞的细胞核、线粒体、各种生物膜，以及所有细胞的胞质中。已经查明有 25 种人体蛋白质里有锌。它在生命活动过程中起着转运物质和交换能量的齿轮作用。锌参与蛋白质、脂肪、糖、核酸的合成与代谢，是 200 多种酶的激活因子。锌在神经、消化、循环、内分泌、骨髓和免疫等系统功能的正常发挥中占有重要地位。它不仅是人体正常生长、发育、新陈代谢所必需的物质，而且还与不少疾病的发生、发展有着密切的关系。

对于老年人来说，锌与健康的关系也十分重要。过去，我国对人体锌元素缺乏的研究多侧重于儿童。但研究发现，老年人的血清锌含量明显低于青年人，城乡人群锌摄入量均未达到所需标准；农村老年人锌含量不足尤为突出。老年人为什么会缺锌呢？首先是老年人喜欢吃清淡饮食，动物性食品吃得较少，消化、吸收功能较差。植物性食品含锌量低，且含有大量的植酸、草酸及食物性纤维，抑制了肠道对锌的吸收。长期以谷类及蔬菜食物为主，动物性食品吃得很少；随年龄增长，患有各种老年常见病，如慢性心、肺、肝、肾等脏器的疾病等，都可引起缺锌。

缺锌时，机体免疫力下降，因而老年人易患感染性疾病和肿瘤。老年人常见的一些症状，如食欲缺乏，味觉减退，皮肤、黏膜的溃疡不易愈合，以及暗适应能力下降等都与缺锌有关，补锌往往可使这些症状得到改善。锌具有抗氧化剂的功效，能保护生物膜的结构和功能，可推迟细胞衰老。老年人多进食含锌丰富的食品可减少老年斑的出现。更重要的是中老年人缺锌也是引起动脉粥样硬化和心血管疾病的重要原因之一。

医学家们认为，老年性白内障与锌代谢异常、锌缺乏或不足有一定关系。锌还可增强光觉度，改善夜视功能。锌可抗疲劳，保持肌肉健康，令人精神饱满；还可促进损伤的组织复原，有利于伤口愈合；保护皮肤免受日光损伤；维护皮肤黏膜的弹性、韧性、致密度和使皮肤细嫩柔滑；能促进肌肉生长，可修身塑形。一旦锌量不足，就会发生皮脂外溢，面部出现皮疹、红肿；皮肤的免疫功能下降，容易感染皮肤疾病。

9. 碘　碘是人体必需的一种重要的微量元素。碘对人体健康十分重要，是人类智慧的元素，被誉为“智能之花”。碘的功能是促进生长发育，维持新陈代谢，介入蛋白质合成，调节能量代谢和活化140多种酶。

人们每天摄取的碘由胃肠吸收后进入血液，再由甲状腺合成甲状腺激素，可以说碘是甲状腺激素的主要“原料”。甲状腺激素对机体的代谢、生长发育起着非常重要的作用，这种激素进入血液发挥出强有力的生理作用，其中最主要的是促进组织氧化及产热作用，它是人体正常生长发育及骨骼成熟所必需的物质。

缺碘，人体在不同发育期会造成甲状腺激素合成障碍，使人体易患甲状腺肿、克汀病、单纯聋哑、早产、死胎、先天畸形、发育迟缓等一系列缺碘病症。最为严重的是，育龄妇女在怀孕早期缺碘，孩子出生后就会是聋哑、痴呆的克汀病人。因此，缺碘对人体健康的危害极大。

普通的食物对老年人来说含碘量不够，60岁以上的老年人食用碘盐来增加碘的摄入量是很有必要的。缺碘会引起甲状腺素合成不足，而甲状腺激素能促进人体生长发育，维持正常的新陈代谢，并影响大脑神经中枢，所以缺碘容易诱发老年病，如痴呆、耳聋、糖尿病等。

另一方面，对于高碘的预防，应首先查明碘的来源，如是水源性高碘，则应改用低碘饮水，或采取相应除碘措施；如食源性高碘则应劝告当地居民少吃或不吃这类食物。如果对甲状腺肿的原因不明，辨别不清，错把高碘甲状腺肿当作缺碘甲状腺肿，就会越防治病情越重。

10. 硒 微量元素硒(Se)被科学家们称为“生命火种”、“抗癌之王”。硒能预防各类肿瘤的发生，提高机体免疫力，维护心、肝、肺、胃等重要器官的正常功能，预防老年性心、脑血管疾病的发生，增加谷胱甘肽过氧化物酶的活性，从而达到延缓衰老的目的。国内外许多研究证实，硒不但有抗癌，防衰老，防止心绞痛、心肌梗死、大骨节病和克山病等作用，而且还能很好地解除镉、铅和汞的毒性，同时还具有保护肝脏、防止产生营养性肝坏死的显著功效。人体在正常情况下，不仅对硒的需要量极少，而且机体对硒的储备能力也很有限，只能通过饮食来满足机体需要。人体生活在缺硒环境之中，每天硒摄入量不足时，就可能引起疾病；但如果机体摄入的硒长期超过正常生理需要量的限度时，便会发生硒中毒。

11. 锰　锰是人体必需的微量元素之一，主要集中在脑、肾、胰、肝等组织中，是人体内许多重要酶的补助因子，能激活一系列的酶，使脑垂体和中枢神经系统保持良好的功能状态。锰参与人体三大营养素的新陈代谢，能以氧化促进剂的作用提高蛋白质在人体内吸收利用。锰是过氧化物歧化酶的重要成分，该酶能有效地破坏自由基而发挥抗衰老作用，人体缺锰时可使机体抗氧化能力降低，从而加速机体衰老。锰和钴是与人体衰老有关的微量元素，中老年人在日常生活中要注意补充锰、钴，多食富含锰、钴的食品。

锰参与骨骼组织的新陈代谢，促进骨的钙化过程。在预防老年人骨质疏松症时，传统的方法是补钙，由于钙对锰的吸收有影响，因此补钙不当反而可能使骨质疏松情况更为严重。但如果钙的来源是蛋白质食品，如牛奶，则对锰的吸收利用有利。因此，老年人适量食用含锰量高的蛋白质食品，对防止骨质疏松是十分必要的。

锰对皮肤有保护作用，同时也被认为是一种抗癌元素。缺锰会使胃癌、肝癌发病率上升。

12. 铬　营养学家将铬列入直接影响生命的 4 种必要的微量元素之一（另 3 种是铁、锌、铜）。医学家们发现，铬是人体新陈代谢的重要调节物质，是三大营养物质糖、脂肪、蛋白质的合成、吸收与利用不可缺少的高效促进剂。人体内的三价铬可以加强脂肪代谢，降低血液三酰甘油和胆固醇水平，防止动脉粥样硬化；铬还可提高胰岛素的敏感性，降低血糖；铬还具有调节屈光度，防止缺铬性近视的作用。

13. 钼 钼对人体的血管起保护作用，大量实验证明，人体心肌中含有较高比例的钼，它和一些酶共同维持心肌的能量代谢。钼在人体内能阻断化学物质的致癌作用，尤其是可中断亚硝胺类致癌物质在体内的合成，从而防止发生癌变。钼还有防龋齿的作用。

14. 钴 钴广泛分布于人体全身，肝、肾、骨中含量较多。它是维生素 B_{12} 的组成成分，可促进营养物质的生物效应，如增加肝糖原的同化，使氨基酸合成蛋白质，刺激磷酸和磷酸类物质的合成，加速血红蛋白的合成，并可扩张血管，降低血压。现在研究发现，钴也是与人体衰老有关的微量元素，锰、钴的比值降低是促进机体老化的因素之一，与老年病的发生关系密切。

15. 氟 氟主要分布在骨髓和牙齿。氟元素在牙齿硬组织形成过程中起十分重要的作用。牙冠形成后，氟在牙冠的表面与无机盐形成一层坚硬的保护层，可以明显提高牙齿表面的钙化程度，还可通过与牙釉质中的羟磷灰石结合，形成氟磷灰石结晶，提高牙齿的坚硬性和结构的稳定性，增强牙齿表面坚硬保护层的耐磨、抗酸能力，并减少患龋齿的危险。氟化物还能够抑制口腔中致龋细菌的生长，阻碍细菌在牙齿表面的覆盖。氟能减少细菌分泌的有机酸，降低对牙齿的腐蚀过程。

16. 硼 硼可防止体内钙流失，并是使骨骼致密结实的一个关键性因素。因为骨骼是由钙和磷及蛋白质混合构成，如果饮食中缺少硼，钙质就会大量消耗。适当增加含硼食物，可以减少骨质中钙的流失。

由于硼过量会引起中毒，而且安全量尚难确定，因此，采取补充硼来增加和保留体内钙的方法不宜提倡。但是，人们可以从含硼的食物中摄取足量的硼。水果中如苹果、梨、葡萄，硬壳果品如胡桃、栗子，以及蔬菜、豆类等含有较丰富的硼。

（四）无机盐的来源与需要量

人体所需无机盐中无论是常量元素或微量元素均必须靠食物和饮水供给。在正常情况下，只要饮食搭配合理，人体所需的各种元素一般均能满足，不需要额外补充。

人体内造成某种元素缺乏的原因，大致有如下几个方面：①某些地区土壤中缺乏某种微量元素。②人体在某个时期的需要量增加。③因疾病造成对某种元素的吸收障碍或排泄量增加。④长期服用某种药物造成某种元素的吸收代谢紊乱。⑤机体衰老。如果人体内缺乏某种元素，固然会引起机体的不良反应，影响人体健康，造成各种疾病，但补充过多，对人体也是有害的。因此，无论是补充常量元素或微量元素，均必须讲究科学方法。首先要查清是否缺乏，缺乏哪种元素，应该补充多少，采取何种方法补充。在补充时不仅考虑所缺元素，而且要考虑各元素之间的相互关系，如补充钙时，要考虑钙、磷的比例；补充锌时，要考虑锌铜的比例，以及对铁的影响，等等。因此，在补充时必须掌握“缺什么，补什么，不缺不补；缺多少，补多少，适量有益，过量有害，强调平衡”的原则。补充时以选择所需元素含量丰富的食物为宜，如需从食物外补充某种元素，应在医生指导下服用，自己切忌滥补。

1. 常量元素　常量元素又称宏量元素，这类元素主要有钙、磷、钠、钾、氯、镁、硫。

(1)钠：人体所需钠的来源，绝大部分来自食盐（NaCl）。世界卫生组织最新推荐每人每日摄盐量为6～7克，高血压患者应小于5克，按照我国人民的饮食习惯，每人每天为5～10克食盐，10克氯化钠内含4克的钠离子，原则上每人每日摄取2～4克钠便足以维持健康。澳大利亚国家保健医疗中心告诫人们，正常成人摄入的钠量应当在0.9～2.3克。

在日常生活中摄入盐有3个来源：一是食物自身含有一定钠量；二是烹调时调味加盐和酱油等；三是食品加工过程中，为防腐调味和着色添加的盐或酱油。限盐时，主要控制烹调时的盐量。此外，应尽量少吃含盐量高的食品，如腌制品、动物内脏、蛤贝类、菠菜等。加碱馒头也含钠，吃250克馒头，相当于增加2克盐。应尽量避免吃用盐或酱油腌渍过的食物，如咸菜、咸蛋、火腿、腊鱼、腊肉等含钠量都较高，而应以摄取天然食品为主。

钠离子的排出途径主要有3个：一是通过肾脏随尿排出，钠摄入过多，尿内钠就多，反之尿内钠也少；二是从汗水中排出少量，约含0.25%，如果大量出汗，钠的额外损失就大，如不注意会造成缺钠；三是通过消化道排出，各种消化液都含有较多的钠离子，正常情况下，几乎在肠内重吸收，只有少量钠离子随粪便排出，在严重腹泻时，不仅丧失水分，而且钠离子也大量流失。

(2)钾：正常人每天需钾2～4克，每天摄入量和排出量基本相等，一般以氯化钾计算。食物中钾的含量很丰富，几乎所有动、植物组织都含有钾，尤其植物性食物更为丰富。含钾较高的食物有黄豆、豌豆、麦麸皮、马铃薯、萝卜干、榨菜、花生等，蘑菇、海带、紫菜、海米、干贝、鲜鱼、猪肉松、酱牛肉、猪瘦肉、水果、蔬菜等的钾含量也很多，饮料中的茶叶、咖啡、可可也有较丰富的钾，有人推荐每天吃2个香蕉，即可获得必需的钾量。

(3)氯：人体内氯的来源主要来自食盐，容易吸收，也容易排泄。氯的吸收和排泄绝大部分是以氯化钠的形式，少量以氯化钾的形式进行的。在正常情况下，人体食入的氯化钠几乎全部被消化道吸收，

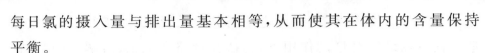

每日氯的摄入量与排出量基本相等，从而使其在体内的含量保持平衡。

(4)钙：中国营养学会的推荐量为每人每日800～1200毫克，如果按年龄段划分是：1～9岁为800毫克；10～16岁为1000～1200毫克；成年人为800毫克；老年人为800毫克。还要强调的是女性对钙的需要量高于男性，尤其是妇女在妊娠期、哺乳期、更年期需要量更高，每天应补充1500毫克。在运动少、抽烟、喝酒和喝咖啡的人群中需要的钙量也比一般人要多。

钙在食物中广泛存在，动物性食品及奶制品含钙量高、质量好、吸收率高；其次为鱼、虾、贝壳类、排骨、骨头汤、猪蹄、鸡蛋黄，以及海带、紫菜等含量也较高。植物性食品含钙量高的有黄豆及豆制品，黑豆、赤小豆、芝麻酱、油菜、芹菜及其他绿叶菜。水果中山楂、大枣、柿子、橄榄和各种干果等。

钙在人体内的吸收利用，受许多因素的影响，其中与补钙效果相关的因素主要有以下几方面：①注意食物的酸碱度，钙易溶于酸性环境，有利于吸收，而在碱性环境里钙可形成难溶性的盐类。②少吃富含草酸、植酸的食物，由于食物中草酸、植酸等与钙结合形成不溶性草酸钙、植酸钙，影响钙的吸收，如菠菜、苋菜、竹笋等含草酸、植酸较多，可降低钙的吸收与利用。③膳食纤维中的醛糖酸残基与钙结合，不利于钙的吸收。膳食中脂肪含量过高，则钙的吸收减少。脂肪消化不良时，钙与未被吸收的脂肪酸形成钙皂，也会随粪便排出体外，影响钙的吸收利用。④醋可促进钙质的溶解。吃含钙丰富的食物，如动物的骨头主要成分是羟基磷灰石，就含有大量的钙。但骨头中的钙不溶于水，难以被人体吸收，如果加点醋后，就生成了既溶于水又能被人体吸收的醋酸钙。所以，有些食物加点醋，如糖醋排骨、糖醋鱼、炖骨头汤时加点醋，可促使钙的吸收。⑤钙的吸收必须有维生素D的参与。维生素D能促进小肠黏膜及肾脏肾小管对钙的重吸收。而且在维生素D的作用下，钙盐在骨骼中沉积、溶解，分别发挥成骨和溶骨作用，促进骨骼正常发育成长。⑥补钙的同时，不要摄入过多的优质蛋白（如牛肉、鱼、海产品、瘦肉等）。因为一些优质蛋白在肠道消化过程中释放的氨基酸，可使肠道酸度降低，并与钙形成不易吸收的钙盐。所以，在补钙的同时，要避免食物成分的相互作用和影响，以减少钙的丢失。⑦糖类中葡萄糖、果糖、乳糖、半乳糖等，都可以大大提高钙在回肠段的吸收。但半乳糖若过多，可因代谢异常使钙非正常沉积。⑧激素对钙吸收的影响。促进肠管内钙吸收的激素有：雌激素、雄激素、生长激素、降钙素等。妇女绝经后，因雌激素减少，钙在肠内吸收减少，补充雌激素后，可使钙在肠内吸收增加。⑨其他无机盐元素对钙吸收的影响。一是补钙的同时也需要补镁。近年来，发现大多数骨质疏松症患者同时伴有低镁血症。镁能通过影响骨代谢的有关激素，直接作用于骨本身。在补钙的同时，适当吃些高镁食物，如西红柿等，就能收到事半功倍的效果。二是补钙的同时也要注意摄入锰。近年来，医学家发现，因骨质疏松而骨折的病人中有70%缺锰。因此，若不注意摄入含锰食品，只单纯补钙，也很难吸收。相反，大量补钙反会影响锰的吸收，使骨质疏松更为严重。所以，补钙与补锰可相辅而行，提高骨密度。三是补钙时应适当限制食盐的摄入量。食盐中的钠在肾小管内与钙都可能被重吸收，如果过多食盐就会使大量的钠凭借数量优势，“抢先”进入肾小管，使钙的重吸收减少，被排挤的钙离子随着尿排出体外。因此，为促进钙更多吸收，需将每日食盐限制在5克左右。⑩注意保持钙磷的比例。人体正常钙磷比例为2∶1，如果钙磷比例不合适，就会影响钙的吸收利用，特别是磷的缺乏会导致骨量减少。老年人由于膳食中鱼、肉、蛋等含磷丰富的食物摄入不足，尽管补足了钙，但由于钙磷比例失调，体内钙并无明显增加。饮牛奶之所以钙的吸收率高，就是牛奶中钙磷比例适当。⑪经常饱食的人影响钙的吸收利用。经常饱食的人，由于甲状旁腺素分泌激素明显增加，虽然摄入了充足的钙，却很难进入骨骼，只能在血液中游弋，而且还能促使骨骼中的钙迁徙骨外，造成骨钙的"内流失"，所以，补钙要注意节食，每餐以八成饱为宜。⑫运动与补钙相得益彰，增加室外锻炼，适当晒太阳，接受紫外线照射，促进钙的吸收。

以上各种因素都与人体对钙质的吸收利用关系极为密切，因此在日常生活中应注意科学合理的补钙。具有比较明显缺钙症状者，必须经医生检查，在医生指导下补钙，切忌滥补。尤其对老年人缺钙，要经医生检查，全面考虑，查明原因，选择好补药的食品或药剂，订出补钙的剂量，均衡地给予补充，切忌滥补。

(5)磷：人体每天需要的磷，成人为1.0～1.5克，重体力劳动者日需1.7克，儿童为1.0～1.5克，孕妇、乳母为2克。磷的摄入量也不能过多，膳食中过多的磷会降低钙的吸收，因此膳食中钙和磷的供给量也应保持适当的比例。

磷在食物中分布很广，存在的形式主要是与蛋白质、脂肪结合成为核蛋白、磷蛋白和磷脂等，也有少量的有机磷和无机磷。动物性食物如蛋类、瘦肉、鱼、虾、禽类等含量丰富；植物性食物中如蔬菜、谷类、花生、大豆、葵花子、南瓜子、栗子，水果中葡萄、李子等含量也较多。有些植物性食物的磷不能被吸收，因为植酸形式的磷，不能被消化液中的酶水解，还有植酸能与磷结合成不溶解的磷盐，不能被肠管吸收，所以，植物中的磷有效度较低。由于磷广泛存在于各种食物中，所以一般不缺磷。

(6)镁：人体内镁的含量仅次于钠、钾、钙，一般为20～30克。据统计，人在生长发育期，体重每增加1千克，体内便要蓄积镁2.5毫克。镁的摄入量，成年人镁的推荐量一天为400～500毫克。一般年轻女性在正常饮食下，镁的吸收与排泄可基本保持平衡，而男青年体重大于女性，故对镁的需要量大于女性。孕妇、运动员、饮酒太多的人应多摄入镁元素。

人体摄取镁的主要途径是多食用含镁高的食物。绿色食物含镁丰富，每千克绿色菜叶中含镁300～800毫克。特别是紫菜含镁最高，每100克含460毫克，居其他食品之首，被誉为“镁元素之宝库”。其他有豆类（黄豆、黑豆、豌豆、豇豆及豆制品）、荞麦面、玉米面、高粱面，蔬菜有雪里蕻、苋菜、冬菜、芥菜、荠菜、干蘑菇、冬菇，水果有香蕉、杨桃、桂圆，核桃、虾米、花生、芝麻酱、干辣椒等含量也较多。

人体内缺镁的原因，多由于粮食加工和精制过程中，失掉了许多镁。有些人由于多食甜食和含糖的饮料也会增加镁的排出。如果饮食中动物性脂肪含量过高时，人体对镁的吸收会受到一定影响。

2. 微量元素 所谓微量元素是指仅占人体体重万分之一以下的元素，其量甚微，故又称痕量元素。

(1)铁：我国人体每日需铁量为：成年男性12毫克，成年女性10～12毫克，孕妇、乳母为28毫克，儿童为18毫克。由于动物性食品中铁的吸收率较高，所以世界卫生组织建议的铁供给量有低限和高限，即膳食中能量25%以上来自动物性食品时，可采用低限，若动物性食品供给的能量低于10%，则采用高限。铁的补充原则是：①按需要摄入，一般无贫血症状者不宜额外补铁。②铁储存不宜过多，血清铁水平是衡量铁储存水平的重要指标。所以，50岁以后，应控制铁摄入。如果血清铁过高，可以吃菠菜，其中草酸有抑制铁吸收的作用，多吃含纤维素的食物，茶叶也可阻止铁的吸收。铁在食物中广泛存在，最佳食物来源，在动物性食品中有肝、肾、蛋黄、瘦肉等，植物性食物中有黑木耳、黄花菜、蘑菇、芝麻、腐竹、紫菜、发菜、海带、胡萝卜、芹菜、黄瓜、赤豆、马铃薯、杏、桃、香蕉、大枣、坚果、葵花子、小麦胚芽，以及啤酒、酵母等。

(2)锌：人体所需的锌来源于药物和食物，主要应从食物中摄取。动物性食品含锌量普遍较多，每100克中含锌3～5毫克；而且动物蛋白分解后所产生的氨基酸，还能促进锌的吸收，其锌的吸收率可达50%左右；而植物性食物则含锌较少，每100克中约含1毫克，并且植物中所含的植酸、草酸和纤维素可与锌结合成为不溶于水的化合物，从而影响了锌的吸收，其锌的吸收率仅为20%左右。锌在食物中普遍存在，如牡蛎、青鱼、肉类食物锌含量很高，鸡蛋含锌量也不少，蔬菜水果含量较少，谷类食物锌含量虽高，但难以吸收。人乳锌含量较高，尤其产妇初乳含量多，因此提倡母乳喂养。含锌食物有：猪肝、牛肉、牡蛎、鱼、田螺、虾、蟹、猪瘦肉、禽蛋、乳类、贝类、麦胚、豆类及豆制品、栗子、花生、黄绿色蔬菜、茄子、白菜、白萝卜、桃等。由于农业生产过程大量使用化肥、农药，易使植物对锌的吸收大大降低，同时食物的加工也能导致锌的大量丢失，但是在饮食上只要不偏食，不挑食，饮食中的锌供应量是足够的。

老年人缺锌的原因，一般主要是老年人膳食喜欢清淡，动物性食品吃得较少，老年人消化、吸收的功能较差，尤其农村的老年人膳食长期以谷物及蔬菜为主，动物性食品吃得很少，所以农村的老年人相对比城市老年人缺锌的多一些。另外，老年人的疾病常随年龄增高而增多，许多老年常见病，如慢性心、肝、肺、肾脏疾病都可引起缺锌。

(3)铜：铜在人体内不能储存，必须每日补充。值得特别注意的是，铜的需要量和中毒量非常接近，如果缺铜时，直接补充铜剂是非常危险的，千万不可轻易尝试。如果发现缺铜，应在医生指导下进行补铜，并以从含铜丰富的食物中摄取为宜。铜在玉米、小米、豆类、芝麻，以及海产食物（如海蜇、蛤蜊、虾、蟹、鱿鱼、龙须菜、淡菜）、螺类（田螺、泥螺）等食物中含量较高，动物肝、肾、血液、蛋黄、羊肉、黄鳝、蘑菇、黑木耳，以及菠菜、油菜、荠菜、芋头、大白菜、芹菜、葡萄干等也含有较多铜元素。食物中铜量过多时，会与血清中铜氧化酶结合并从尿中排出，不会对人体造成危害。但当肝脏功能不全时，肝不能调节机体内铜的平衡时，铜就易在肝脏内聚积，造成肝脏损害。肝炎病人血清中铜可升高到1.43微克左右，最高可达正常人的5～20倍，所以肝病患者不要使用铜制炊具，以减少铜的摄入。

缺铜的人需要注意少吃高糖饮食，不要在饭后立即服用维生素C，这样有碍铜的吸收。饮牛奶越多，越易失掉铜。缺铜的人应该有意识多使用铜器皿，因为铜制品在使用过程中能溶出微量的二价铜离子，可弥补铜元素不足。

（4）碘：人体所需的碘80％～90％来自食物，在我国人民的饮食结构中，植物性食品提供人体所需碘的59％，动物性食品提供33％，其余则来自饮水。食物中含量较多的有海带、紫菜、海鱼、海虾等海产品，其中含碘植物——海白菜是一种含叶绿素的植物，含碘量最高。此外，在牛肉、动物肝脏、奶制品、鸡蛋中也有少量碘。据有关资料记载，含碘量较高的食物还有玉米、大豆、芹菜、大白菜、菠菜、柿、梨等。世界卫生组织提醒我们：除了从碘盐中补碘外，人们还可通过食品补碘，不必在日常生活中有意识地过量补碘。

人体每天摄取的碘，由胃肠吸收进入血液，再由甲状腺合成甲状腺素。人体对碘的需要量虽然极其微小，但必须每日补充，如果每天摄入量少于60微克，则将引起低碘甲状腺肿、地方性克汀病、流产、死胎、先天性畸形及发育迟缓等碘缺乏病。碘缺乏是可以预防的，主要采用食盐加碘，以及重点人群服用碘油丸的防治措施。

（5）硒：根据营养学家测定，含硒较多的食物有鱼、虾、海藻、牡蛎、瘦肉、牛肝、牛肾、鸡肝、鸡肾、猪肝、猪肾、蛋黄、黄豆、普通面粉、糙米、大麦等。例如，食猪肾每天30克就够了，食虾每天需80克，食鱼每天需130克。含硒较多的蔬菜有蘑菇、大蒜、芝麻、葱头、芦笋、芥菜、紫苋菜、胡萝卜等。此外，花生、葵花子、栗子、山核桃等也含硒较多。所以，补硒应从饮食上多吃些富含硒的食物为宜，需要时，也可适当服用硒制剂。

(6)锰：含锰多的食物有麦麸、糙米、粗粮；动物性食品有鸡肝、牛肝、猪肾、瘦肉、鱼卵、蟹肉、牛奶、鸡蛋等；其他还有大米、小米、绿豆、豌豆、红薯、花生、核桃等含量也较多；蔬菜中菠菜含量高，其他还有甘蓝、芹菜、菜花、大白菜、莴苣、胡萝卜、西红柿、雪里蕻等；水果中的苹果、橘子、杏、梨等也含有锰。其中麦麸、菠菜含量最多，但麦麸含有植酸和纤维，菠菜中含有草酸，这些物质均能影响包括锰在内的各种元素的吸收。而肉类、牛奶和鸡蛋的锰含量虽少，但其利用率较高，这是人体锰的重要来源。服用铁、镁和钙剂，尤其是钙会抑制锰的吸收。但如果钙来源于蛋白质食品，则对锰的吸收无不良影响。因此，老年人宜适量食用含锰量高的蛋白质食品，对防止骨质疏松是必要的。

(7)铬：铬的来源主要靠食物，要做到荤素搭配，粗细粮搭配，务必多吃些原粮。缺铬是现代文明生活中“食不厌精”的结果，如精粉、精米、绵白糖几乎不含铬。红糖精制成白糖会丢失红糖中92%的铬，精粉会丢失将近90%的铬。因此，粗粮、红糖是最好的补铬剂。有人认为只要靠摄入含铬高的酿酒酵母、啤酒、小麦、玉米油、鱼类、牛肉、动物肝脏、松子、榛子、核桃、葡萄、蜂蜜、甜瓜、梅子干、洋葱、南瓜、萝卜等食物，就可使体内血清中铬维持一定浓度。

(8)钼：人体对钼的需要量极少，每人每天从膳食中摄入钼量为每千克体重2微克，因而一般不会缺钼。钼在食物中广泛存在，如小麦、豆类、猪肉、牛肝、牛奶、蛋黄、蜂蜜、蔬菜、水果中都含有钼，海产品含钼一般每千克低于0.1毫克。缺钼时除了考虑环境和饮食因素外，还应考虑人体对钼的吸收利用，当胃肠功能紊乱时，也会造成缺钼。

(9)氟：人体对氟的需要量极少，一般成人每日需要量为0.5～2毫克。人体所需氟的来源主要从饮水中摄取，食物中含量极少。世界卫生组织认为，饮水含氟量的适宜浓度为0.5～1.0毫克/升。

七、食物纤维显神通

食物纤维是存在于植物细胞壁中多种复杂的高分子化合物，也是人体必需的营养素之一。

(一)食物纤维的种类

食物纤维包括：纤维素、半纤维素、木质素、果胶和植物黏胶。食物纤维分为可溶性和非溶性，可溶性纤维能够完全溶解在水中而被机体吸收，非溶性纤维不能被吸收。两者的作用不同，非溶性纤维可增加肠蠕动，加强胃肠排空，减少短链脂肪酸及胆固醇潴留，可预防结肠癌及高脂血症；可溶性纤维被吸收入血后，分布在肝脏等组织中抑制胆固醇合成，因而可治疗高脂血症。不论是可溶性或非溶性纤维都对防治疾病起着重要作用。

(二)食物纤维的功能

根据食物纤维的性质和生理作用，主要有如下功能。

1. 产生饱腹感 食物纤维进入消化道后，在胃中吸水膨胀，产生饱腹感，延缓胃的排空速度，从而降低小肠对营养素吸收的速度。

2. 产生机械的刺激作用 食物纤维在人体胃肠内可产生一种机械的刺激作用，能刺激消化液的分泌，增加肠道蠕动，促进人体对营养物质的消化吸收。

3. 有清除肠道内“垃圾”和毒素的作用 食物纤维在肠道内好像“清道夫”，不断地清除肠道内的“垃圾”和毒素，将有毒有害物质排出体外，减少某些致病因子对大肠的刺激，同时减少大便滞留时间，减少有害物质的吸收和对肠黏膜的毒害。

4. 有降低血脂的作用 食物纤维能吸附和分解肠道内胆固醇，减少脂质在肠道内吸收，反射性地促进肝脏胆固醇的降解，降低血脂浓度。所以，食物纤维对脂肪有拮抗作用。

5. 食物纤维可改良肠道菌群 使有用的细菌增加，从而减少某些致癌物的产生和活化，因而降低肠癌的发病率。

6. 能延缓和控制糖的吸收 可以抑制血糖的上升，从而对糖尿病起到防治作用。

7. 可延缓身体衰老过程 食物纤维中含有抗氧化剂和异黄酮物质，这些物质可以保护机体细胞免受氧化剂的侵害，维持细胞正常功能。异黄酮对身体中的生长因子活性有抑制作用，可延缓组织细胞的代谢过程。

（三）食物纤维与人体健康

食物纤维对人体虽没有营养价值，但它特有的功能与人体健康的关系极为密切。尤其近十年来，对食物纤维与人体健康的相关性，几乎成为广泛研究的焦点，并获得了许多研究成果，使食物纤维有了良好的“声誉”。

食物纤维在人体内有几种特性，即亲水性、对有机分子的吸附作用、与阳离子的结合和交换、被微生物分解等。正由于上述这些特性，食物纤维能调节营养物质在体内的消化和吸收，并影响体内分泌状况，从而起到了降血糖、降血脂、减肥、通便等作用。目前，所谓的一些"现代病"及许多慢性病（包括癌症）的发生均与摄食低纤维、高脂肪的饮食有关。因此，许多国家提倡尽量摄取糙米、全麦等粗制的谷物，改变饮食习惯。这一观点已被愈来愈多的科学家所认同。

现在许多人选择食物时，多选用精米、精面，而且偏爱食肉、蛋、奶等食品，因而膳食中纤维素量极少，使机体的消化、排泄功能减缓。如果适量摄入食物纤维，一是排便加快，致癌物质在体内存留时间相对减少，而且由于食物纤维增多，大便量相应增加，肠内含有的致癌物质密度因而降低；二是食物纤维能促进肠内细菌增生，其中有些有益的细菌对致癌物质有抑制作用，粪便（内含致癌物与诱变剂）停留在肠道的时间愈短，发生肠癌的机会就愈少，从而降低了结肠癌的发病率。所以，人们称纤维素为肠道内的"防癌卫士"。

可溶性的食物纤维，如果胶、豆胶具有明显的降脂作用，采用可溶性食物纤维较多的食物来降低血脂，要比单纯控制胆固醇摄入的效果更加显著。食物纤维有抗凝血、抗血栓的效应，也就是发挥了类似阿司匹林的效应。

高纤维的食物有利于糖尿病患者减缓糖的吸收，食物纤维中的果胶对控制血糖很有效果，高纤维食物是糖尿病和冠心病患者比较理想的食物。由于进入大肠的食物纤维呈海绵状态，能被肠内细菌选择性地分解、发酵，并能改变肠内菌群的代谢，水溶性的食物纤维几乎都被分解，使粪便保持一定水分和容积，并刺激黏膜，促进肠管蠕动，加快粪便的排泄，消除一些肠道疾病，如便秘、肠憩室等。

食物纤维虽然有益于人体健康，但也不宜过多食用，以避免食入过量引起一些不良后果。食入过量的食物纤维会引起胀气和粪便量增加等腹胀不适现象。食物纤维（如纤维素、木质素、果胶）对无机盐有离子交换和吸附作用，它们的摄入量与锌、铁等微量元素在体内的利用有密切关系。食物中过量的纤维物质，可使粪便中钙和铁的排泄量增多，血中铁的水平也会降低，易患缺铁性贫血。对老年人来说，过多摄取食物纤维，有时弊多利少。因为老年人的胃肠功能较弱，消化能力降低，如果吃粗纤维食物过多，会产生较多气体，使人消化不良，还会使老年人免疫力降低，智力减退，过早发生老年痴呆。

（四）食物纤维的来源与需要量

食物纤维广泛存在于谷物、豆类、蔬菜、水果等食品中，是人体所必需的营养素，并且完全靠从膳食中摄取，因在膳食结构中必须含有一定比例的食物纤维。目前，人类食物日趋精细，食物中纤维素含量开始减少，成为发生“现代病”的原因之一。据国内外研究认为，“现代病”如糖尿病、心脑血管病、癌症、肥胖症等发病率大幅度增加与食物中纤维素减少密切相关。因此，多数营养学家的意见是每人每天食物纤维供给量不应低于 10～15 克。我国大多数人的膳食构成以植物性食品为主，尤其是农民的膳食不会缺少食物纤维。一般来说，一个人每日进食 400 克粮食和 500 克蔬菜，摄入的食物纤维也可满足人体生理需要。但由于一些年老体弱、消化能力差、进食量少，以及其他原因进食谷物、蔬菜少的人，摄入的食物纤维就可能偏低。

在选择富含纤维的食品时，由于不同纤维素的作用机制有所不同，水溶性与非水溶性纤维素在心血管疾病和癌症上的错综复杂的关系，不能过分追求只吃一种类型的食物纤维。例如，为了避免心血管疾病而多吃含水溶性纤维素的食物，它们虽然能降低胆固醇，但对健康者却不利。因此，健康人、老年人和患有各种慢性病的人都要根据自身身体情况的需要，正确掌握合理膳食结构、营养平衡的原则，不要顾此失彼，防止因一味追求营养而出现片面性。

富含食物纤维的食品，主食中有大麦、燕麦、荞麦、玉米、籼米、薯类、黄豆、绿豆、赤小豆、蚕豆、芝麻、花生等；在果品中有橄榄、大枣、杏、草莓、山楂、葡萄、苹果、梨、石榴、柿子、椰子、莲子、甘蔗等；在蔬菜中有芹菜、韭菜、苋菜、卷心菜、茭白、蘑菇、香菇、黑木耳、扁豆、豌豆、土豆、番茄等；海产品中有海带、紫菜等。摄取膳食纤维，应从新鲜蔬菜、水果及谷物中获得。

第二章　常用食物的营养

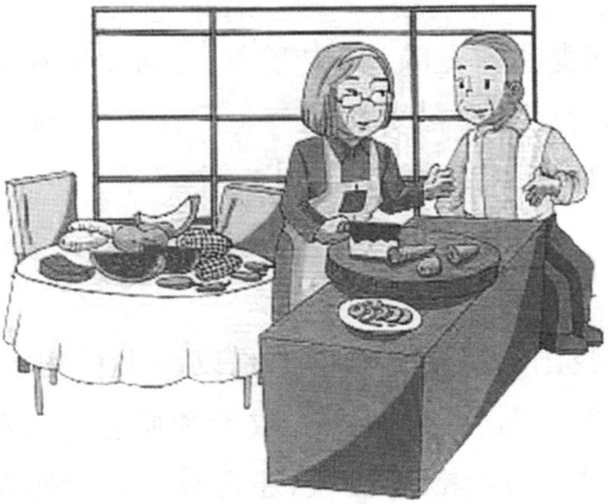

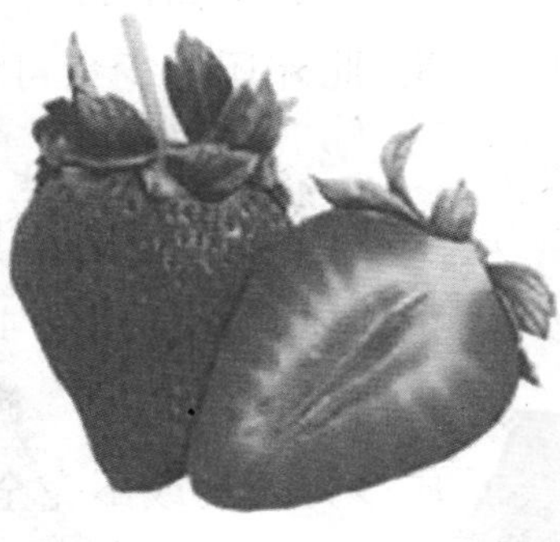

一、粮食的营养

粮食是人类最基本的营养物质，是我国人民日常生活的主食，也是人体能量的主要来源。我国是物产丰富的国家，所产的粮食主要有20多种，以稻谷、小麦、玉米、高粱、甘薯为主，按照用途和植物系统可分为谷类、豆类、薯类。谷类包括稻谷、小麦、玉米、小米、高粱、大麦、燕麦和荞麦等，其中稻谷、小麦、玉米是我国最重要的粮食；豆类包括大豆及作粮食用的绿豆、小豆、蚕豆、豌豆、扁豆和菜豆等；薯类包括甘薯、马铃薯。

(一)谷类

我国人民膳食结构中是以谷类食物为主食。谷类的营养价值取决于所含营养素的种类、数量和质量。谷类的主要营养成分为糖类、蛋白质、维生素、无机盐，还含有少量脂肪及大量食物纤维。

1. 糖类 是谷类的主要成分，平均含量约为70%，而且糖类被人体吸收利用率高，如大米有95%可被利用，小麦有93%可被利用，所以是供给人体能量最经济的来源。谷类中的营养性糖类以淀粉为主，此外还有少量可溶性糖。非营养性糖类主要是纤维素。

2. 蛋白质 谷类并不富含蛋白质，每100克中含8～15克，但由于我国人民每天吃的主食较多，按500克的大米、面粉、玉米计算，其蛋白质含量分别为40、50、45克左右，从主食中摄取的蛋白质约占每日所需量的50%。所以谷类是机体蛋白质的主要来源，但谷类蛋白质多为完全或不完全蛋白质。

3. 维生素 谷类是膳食中B族维生素的重要来源，谷胚、谷皮及糊粉层富含B族维生素，其次还含有维生素A和维生素E等。

4. 无机盐 谷类中含无机盐为1.5%～3%，大部分集中在谷皮、糊粉层和胚芽中。其中以磷为最多，占50%～60%，还含有钙、镁、铁、钾等元素，几乎人体所需的无机盐大部分可从谷类中获得。

（二）豆类

按豆类的营养组成可分为两类：一类是大豆，大豆的品种很多，根据皮色可分为黄豆、青豆和黑豆等，其中以黄豆为主，含有较高的蛋白质和脂肪，糖类的含量相对较少；另一类是除大豆外的其他豆类，含有较高的糖类，中等量的蛋白质和少量的脂肪。

豆类所含蛋白质含量高，质量好，其营养价值接近于动物性蛋白质，是最好的植物蛋白。其氨基酸的组成接近于人体的需要，是我国人民膳食中蛋白质的良好来源。豆类所含的脂肪以大豆为最高，可达18%，因而可作食用油的原料，其他豆类含脂肪较少。豆类含糖量以蚕豆、赤豆、绿豆、豌豆较高，为50%～60%，大豆含糖量较少，约为25%，因此豆类供给的能量也相当高。豆类中以B族维生素最多，比谷类含量高。此外，还含有少量的胡萝卜素。豆类富含钙、磷、铁、钾、镁等无机盐，是膳食中难得的高钾、高镁、低钠食品。

（三）薯类

薯类主要有甘薯和马铃薯，是重要的杂粮，它不仅可作为主食，而且可制成淀粉、粉丝等。

1. 甘薯 是高产农作物，又名红薯、地瓜。甘薯中各种营养成分的含量，随品种和新鲜度而不同，一般甘薯的含水量较马铃薯少，主要营养成分为糖类，多是淀粉，还有蔗糖、麦芽糖、甘露糖等。甘薯中含有较多纤维素及钙、磷、钾、镁等无机盐类。甘薯中蛋白质的氨基酸组成与稻米相似，而蛋白质的含量是大米的7倍。还含有丰富的胡萝卜素和维生素 C 等。有人称甘薯既是维生素的"富矿",又是抗癌能手。

2. 马铃薯 又叫土豆,按皮的颜色可分黄皮、白皮和红皮马铃薯等。马铃薯中蛋白质与小麦和畜肉的蛋白质营养价值相同,含有少量脂肪。马铃薯中的糖类是其主要成分,其中淀粉就占 80%~85%,还含有较多纤维素。马铃薯所含无机盐以钾的含量最多,其次是磷、钙等,还含有一定量的维生素 C 和 B 族维生素、胡萝卜素等。

二、蔬菜的营养

蔬菜按照构造和可食部分,可分为叶菜类、茎菜类、根菜类、果菜类、花菜类和食用菌类,其所含营养素如下。

(一)叶菜类

叶菜类是蔬菜中品种最多的一类,是维生素 B_1、维生素 B_2、维生素 C 和胡萝卜素,以及钙、铁、钾等元素的优良来源,尤以维生素 C 较为丰富。叶菜绿色越深,其胡萝卜素的含量就越多,因为绿色植物本身能制造胡萝卜素。叶菜类叶酸和胆碱的含量也较多。

(二)茎菜类

茎菜的营养价值不如绿叶菜类,多数茎菜都富含淀粉,还含有胡萝卜素、一部分 B 族维生素和维生素 C,含有多量的钾等无机盐。葱、蒜、姜等还含有挥发油等特殊成分,是重要的辛香蔬菜,具有调味作用。

(三)根菜类

根菜的肉质部分为发达的薄壁细胞组织,其中含有大量糖分、胡萝卜素、维生素C及钙、磷、铁等无机盐,还含有挥发油。

(四)果菜类

由于果实的构造特点不同,分为瓜果类、浆果类、荚果类。瓜果类含有蛋白质、脂肪及丰富的糖类,还含有多种维生素和无机盐;浆果类则主要含丰富的维生素C和类胡萝卜素,还含有B族维生素和有机酸、生物碱等;荚果类则含有丰富的蛋白质、糖类,其所含氨基酸优于谷类,赖氨酸近似于动物性蛋白质。

(五)花菜类

花菜类蔬菜品种不多,主要以幼嫩的花部器官作为食用部分。

(六)食用菌类

食用菌以独特的香气和鲜味而著称,含有大量人体所需的氨基酸、维生素、无机盐和酶类,特别是所含的特殊物质具有重要的药用价值。如香菇中的核酸类物质对胆固醇有溶解作用,有助于防止心血管病;含有的麦角固醇作为维生素D原可防止佝偻病;含有的糖苷等物质具有抗癌作用。

三、肉类的营养

肉类是家畜、家禽经过屠宰加工整理后的整个肉体(肌肉、脂肪、结缔组织)。肉类分为家畜肉和家禽肉两类。

(一)家畜肉的主要成分

1. 蛋白质 畜肉蛋白质含量为10%～20%,主要是由许多人体不能合成的必需氨基酸所构成的,为完全蛋白质,营养价值较高。结缔组织的蛋白质不含人体必需的氨基酸,因此胶原蛋白和弹性蛋白的食用价值不大。此外,在肉中还含有可溶性蛋白(或称浸出物)能溶于水,因而煮肉时能增肉汤的鲜味。在主要的家畜肉类中,牛肉含蛋白质高于羊肉,羊肉含蛋白质又多于猪肉。

2. 脂肪 畜肉脂肪的平均含量,以猪肉的含量较高,为59%,羊肉次之,为28%,牛肉含量较少,为10%。肉类含脂肪量及其质量与家畜的种类、性别、肥瘦度和畜体部位的不同有很大差异。肉类脂肪是由各种三酰甘油(如硬脂酸、软脂酸、油脂酸等)及少量的卵磷脂、胆固醇、游离脂肪酸和脂色素组成。含硬脂酸多的脂肪在室温下为固体脂肪,其硬度大、熔点高、不易被人体消化,如牛脂、羊脂等;含油脂酸多的脂肪在室温下多为液体,熔点低、易于消化,如猪脂。肉类脂肪中胆固醇含量较高,畜肥肉含胆固醇100～200毫克/100克,内脏含胆固醇还要高,如猪脑等含2 000～3 000毫克/100克。当摄取过量动物性脂肪时,血浆中胆固醇含量明显上升。因此,应对动物性脂肪的摄取量有所控制,尤其是中老年人和患有心脑血管病、糖尿病的人不宜多食。肉类脂肪可供给较多能量,且对食品的香味、滋味和口感等均有一定影响,脂肪含量少的肉,不仅肉质发硬,同时风味也差,特别是肌肉脂肪的含量尤为重要。

3. 糖类 在家畜肉类中的糖类主要是动物淀粉,其正常含量约为动物体总重量的5%,它是肌肉能量的物质基础。

4. 维生素 肉中维生素的含量虽然不多,但其中B族维生素的含量很丰富。猪肉中维生素B_1的含量比其他肉类要多,牛肉的叶酸含量又比猪、羊肉多。各种内脏器官所含的B族维生素比肌肉组织多，尤其是肝脏，它是动物体内含各种维生素最丰富的器官，维生素A、维生素C、维生素D在肌肉中含量很少，在肝脏中含有丰富的维生素A和维生素B_2等。

5. 无机盐 畜肉中含无机盐约占1%，一般瘦肉中含无机盐较肥肉多，内脏器官的含量又比瘦肉多。肉中无机盐主要有钠、钙、镁、铁、磷等，尤其磷和铁是良好来源。

6. 浸出物 肉类烹煮时，凡溶出的成分均可称为浸出物，其中含氮化合物最多，包括核苷酸、肌肉酸、肌苷、肽、游离氨基酸、嘌呤碱等，非氮化合物有糖原、葡萄糖、琥珀酸、乳酸等。浸出物的成分与肉的风味、滋味、气味有密切关系，如琥珀酸、谷氨酸等是肉的鲜味成分。浸出物的含量虽然不多，但对促进唾液、胃液的分泌和对蛋白质、脂肪的消化起着很好的作用。

（二）家禽肉的主要成分

1. 蛋白质 禽肉能供给人体各种必需氨基酸，含蛋白质较多的为鹌鹑肉和鸡肉，其次为鹅、鸭肉，一般含蛋白质为15%～20%。

2. 脂肪 禽肉中脂肪含量比畜肉少，鸡肉中含2.5%左右，肥的鸭、鹅脂肪含量可以达到10%左右。禽肉中饱和脂肪酸的含量低于家畜肉类，并且含有较多的亚麻油酸。禽肉中的脂肪分布较均匀，所以，禽肉比畜肉更鲜嫩、味美且易消化。但禽的内脏含胆固醇较高，如鸡肝、鸭肝含胆固醇可达400～500毫克/100克。

3. 维生素 禽肉中含有丰富的维生素，其中B族维生素含量较多。禽肉中还含有维生素E，它具有抗氧化作用，可以阻止脂肪酸败。禽的内脏富含各种维生素，其中维生素A、维生素B_1、维生素B_2等含量都多于肌肉组织，尤其肝脏是维生素的重要来源。

4. 无机盐　禽肉也是无机盐的良好来源，钙、磷、铁含量较高，尤以禽肝含铁量更高。

各种家畜的骨头中含有多种对人体有营养、滋补和保健功能的物质，具有增血液、减缓衰老、延年益寿的保健功效。如果将猪骨与鲜猪肉的营养成分相比，其蛋白质、铁、钙和磷的含量都远远超过鲜猪肉，而且猪骨中的钙、磷含量远远超过其他食物，特别可贵的是，骨头汤的营养成分比植物性食物更易为人体消化吸收。进入中年以后，人体内缺乏类黏朊和骨胶原，直接影响指甲、头发的生长；导致老年斑的出现；影响免疫功能对感冒病毒的抵抗力；影响造血功能，会使人较早地出现衰老。如果能经常喝些猪、牛、羊的骨头汤，就可及时补充人体所必需的类黏朊和骨胶原等物质，以增强骨髓制造血细胞的能力，从而达到减缓衰老、延年益寿的目的。

四、蛋类的营养

蛋类是人类广泛食用的动物性蛋白食品，也是生理价值和营养价值最高的食品，被誉为“理想的营养库”。蛋类包括鸡蛋、鸭蛋、鹅蛋、鹌鹑蛋和其他禽蛋。

蛋类含有丰富的营养成分，含有蛋白质、脂肪、糖类、维生素、无机盐等。蛋白和蛋黄在营养成分上有较大的差异，蛋黄的营养成分的种类和含量都比蛋白多，所以，蛋黄的营养价值高于蛋白。

1. 蛋白质　蛋类含蛋白质为11％～15％，蛋黄含蛋白质高于蛋白，蛋白主要是卵白蛋白质，蛋黄主要是卵黄磷蛋白质。蛋类蛋白质含有人体必需的8种氨基酸和其他氨基酸，其氨基酸的组成与人体组织的蛋白质最为接近，是完全蛋白质，是天然食物中最优质的蛋白质来源，且易于被人体吸收。若每人每日摄取80～120克鸡蛋，即可满足人体必需氨基酸的需要。

2. 脂肪 蛋类的脂肪含量为11%～15%，主要集中在蛋黄内，蛋白中很少。蛋类脂肪中不饱和脂肪酸含量较高，如鸡蛋脂肪中含58%，鸭蛋脂肪中含62%。蛋类脂肪主要由液体脂肪酸所构成，故在常温下为液体，易于消化吸收。蛋类脂肪含有多量的磷脂，其中约有一半是卵磷脂，这些成分对脑及神经组织的发育有重大作用。蛋类脂肪中胆固醇的含量较高，主要也集中在蛋黄中(表6)。

表6 蛋类胆固醇含量表

	鹌鹑蛋	鹌鹑蛋黄	鸡 蛋	鸡蛋黄	鸭 蛋	鸭蛋黄	鹅 蛋	鹅蛋黄
可食部分(克)	87	100	89	100	88	100	87	100
胆固醇(毫克)	515	1478	585	1510	565	1576	704	1696

注:食部数量为可食部分,去掉了不可食的部分

3. 维生素 蛋类是维生素含量较丰富的动物性食品。除维生素C外，几乎含所有维生素，而且绝大部分集中在蛋黄内，含有丰富的维生素A、维生素D、维生素E，维生素B_1、维生素B_2等。蛋白中的维生素以维生素B_2和烟酸较多，其他较少。

4. 无机盐 蛋类含有钙、磷、铁，蛋黄中无机盐比蛋白中多，如鸡蛋蛋黄中铁的含量比蛋白中高出4倍多，是人体内铁的良好来源，而且人体利用率也高。

五、水产品的营养

水产品是鱼、虾、蟹、贝类和藻类的总称，其中以鱼为主。

(一)鱼类

1. 蛋白质 一般鱼类含蛋白质为15%～21%，而且氨基酸的组

成与人体组织蛋白相接近，是完全蛋白质，具有较高的营养价值。鱼肉蛋白质中蛋氨酸、赖氨酸的含量较多，与畜肉相比，只有甘氨酸含量较少，而甘氨酸并非是必需氨基酸。蛋白质组织松软，水分含量较多，肉质细嫩，而且结缔组织、皮膜量很少，这是鱼肉易于消化的重要原因。结缔组织、皮膜等是由胶原蛋白和弹性蛋白所组成，属于不完全蛋白，营养价值较低。

2. 脂肪 鱼类一般含脂肪量较少，为1%～10%，多数为1%～3%，但鳗鱼、堤鱼（淡水鱼）、海鲫鱼含脂肪较多，超过10%。鱼类脂肪大部分为不饱和脂肪酸，如黄鱼不饱和脂肪酸为62%，带鱼为61%，黄鳝为69%。因此，鱼类脂肪在常温下多呈液态，容易被消化吸收，消化率达95%左右。但鱼类脂肪很易氧化和酸败，较难保存。

3. 维生素 鱼类含有丰富的维生素A、维生素D和B族维生素。鱼肉中含有硫胺酶，能分解维生素B_1，所以，鱼死后应尽快加工烹调，以防止维生素B_1的损失。在鱼类肝脏中富含维生素A、维生素D，特别是鲨鱼和鳕鱼，鱼肝的重量约占鱼体重量的1%，这些鱼肝作为生产维生素A的原料具有特殊价值。

4. 无机盐 鱼类无机盐的含量为1%～2%，鱼肉中一般以钾、钙、磷、镁、碘较多，尤以碘和磷比家畜肉类的含量多，其中海产鱼类含碘最为丰富。鱼类还是人体所需的多种微量元素，如铜、铁、氟、碘、钴、硒、锌、钒等的极好来源。

5. 提出物 鱼肉磨碎加水搅拌后，各种成分即可溶出，除蛋白质、脂肪、色素以外，其他溶出物统称为提出物，包括氨基酸、低分子肽、氧化三甲胺、甜菜碱、肌苷酸、糖和有机酸等。提出物中有许多呈味物质，如谷氨酸和它的钠盐及其低分子肽、5′-肌苷酸、5′-乌苷酸等是鲜味成分。氧化三甲胺为淡甜味物质，一般在海产鱼类中含量较多，由于还原酶的作用，氧化三甲胺被还原为三甲胺，这就是鱼有腥味的原因。

(二)虾、蟹、贝类

1. 蛋白质 含蛋白质较多,鲜品一般都在10%～20%,干品含蛋白质更高,鲍鱼干每100克中可达54.1克,鱿鱼干可达60克,墨鱼可达65.3克,其蛋白质的氨基酸组成比较全面,故营养价值较高。

2. 脂肪 虾、蟹、贝类含脂肪量不高,平均为1%～3%,其脂肪大部分为不饱和脂肪酸,如对虾中含有60%左右的不饱和脂肪酸,其脂肪呈液态,容易被人体吸收。

3. 维生素 对虾、河蟹等含有较丰富的维生素A,维生素B_2的含量也不少。由于贝类以能合成维生素B_{12}的微生物为食,所以,其维生素B_{12}的含量也较高。

4. 无机盐 虾、蟹、贝类均含有丰富的钙、磷、钾,尤以铁的含量较多;虾米、虾皮和螺肉含钙较高;海蟹、虾皮、虾米中含硒较多;乌鱼蛋、海蛎肉含锌较多。

5. 鲜味成分 虾、蟹、贝类中含有与鱼类相同的鲜味成分。贝类含有琥珀酸钠,形成了贝类特有的鲜味;虾、蟹、贝类含有甘氨酸、丙氨酸,具有甜味,因为这两种氨基酸具有很强的甜味和鲜味。此外,还含有较多的甜菜碱等。

(三)海藻

1. 蛋白质 海藻中蛋白质含量较高。海水中养殖的螺旋藻,蛋白质的含量高达60%～71%,而且富含人体必需的8种氨基酸,远高于大豆、花生、牛奶、鸡蛋等高蛋白食物。紫菜蛋白质的含量也较高,可达35%以上。

2. 脂肪 海藻中含有少量脂肪,一般为1%左右,其中螺旋藻等

含有 γ-亚麻酸等不饱和脂肪酸。

3. 糖类 是海藻的主要成分，主要是黏多糖，一般干品可达40%～60%，此外，尚有微量的游离糖类，以及淀粉、纤维等。褐藻胶即为海藻的一种黏多糖。甘露醇在褐藻中含量较多，绿藻类较少。海带表面的白粉即为甘露醇，它具有微弱的甜味。琼脂在石花菜等红藻中含量较多。海带糖是细胞内的贮藏物质，似糊精，可分解为葡萄糖。

4. 维生素 海藻中含有多种维生素，有维生素 A、维生素 B_1、维生素 B_2、维生素 B_6、维生素 B_{12}、维生素 C 等。

5. 无机盐 海藻中最具营养价值的是无机盐和各种微量元素，含有钙、磷、铁、钾、钠、镁、硫、氯、碘等，海藻是含钙极为丰富的碱性食品，3～5 克海藻中所含的钙，相当于 160 克菠菜或 250 克柑橘中所含的钙质。海藻中还含有多量的碘和溴，碘在海带中含量最多；溴在红藻中含量较多。

六、果品的营养

果品有鲜果、干果之分，鲜果即水果，有鲜艳的色泽、浓郁的果香、醇厚的味道；干果即常说的坚果。

(一)水果类

水果的营养成分和营养价值与蔬菜相似，是人体维生素和无机盐的重要来源。各种水果普遍含有较多的糖类和纤维素，而且还含有多种具有生物活性的特殊物质，因而具有极高的营养价值和保健功能。其所含成分主要有如下几种：

1. 糖类 水果中普遍存在的糖有蔗糖、葡萄糖、果糖。由于品种不同，所含糖量和种类也不同。例如，苹果、梨等含果糖较多；柑橘、桃、李、杏含蔗糖较多；葡萄含葡萄糖较多。各种水果的含糖量一般在10%～20%，水果成熟度高，含糖量亦高。超过20%含糖量的有大枣、椰子、香蕉、大山楂等鲜果；含糖量较低的鲜果有草莓、柠檬、梨（上海木梨、甘肃酸梨、山东龙口长把梨等）、桃（甘肃白粉桃、金红桃）、杨梅等。水果的甜味除与糖的含量有关外，还受果实中其他成分，如有机酸的影响，糖酸比值大的水果甜味也大，如水果含鞣酸多时，水果的酸味就大，甜味就小。

2. 有机酸 水果中的有机酸主要是苹果酸、柠檬酸和酒石酸等，通常称为果酸，是水果酸味的来源。有机酸与糖形成糖酸混合的特殊风味，在味觉上酸味有减轻甜味的作用。所以，在检验水果的风味时采用糖酸的比例，比值高则味甜，比值低则味酸。

3. 纤维素 构成果实细胞壁和输导组织的主要成分，在果实的表皮细胞中，纤维素又多与果胶、木质结合成为复合纤维素，对果实起保护作用。水果中纤维素的含量为0.5%～2%，若过多，则肉质较粗，皮厚多筋，食用质量低。

4. 维生素 水果中主要含有维生素C和B族维生素。水果是维生素C的主要来源，鲜枣含维生素C最多，其次为柑橘类水果，山楂也含有较多的维生素C。水果中B族维生素的含量不多，其中以柚、橙、鲜枣含B族维生素较多。水果中亦含有少量维生素A。

5. 色素 水果的表皮由于所含色素的种类和数量的差异而呈现不同的色泽，水果的色泽是随着生长条件的改变或成熟度的变化而变化。

6. 芳香油 芳香油多存在于果皮的油腺中，而果肉中含量较少。水果的芳香能刺激食欲，有助于人体对其他物质的吸收，有的芳香油还有杀菌力。

7. 无机盐 水果中含无机盐较为丰富，是饮食中无机盐的主要来源，主要含有钙、磷、钾、铁、镁等元素，其中橄榄、柑橘、山楂等含钙较多，葡萄、杏、桃、山楂、草莓等含铁较多，香蕉、草莓等含磷较多，而且大部分水果在体内代谢后，产生较多的碱性元素。

（二）坚果类

坚果即果品中之干果，常见坚果分为两类：一类是富含脂肪和蛋白质的，如花生、核桃、杏仁、松子、葵花子等；另一类是含糖类较多而脂肪较少的，如栗子、莲子、白果等。

市场上出售各式各样的葵花子、南瓜子、榛子、西瓜子及糖炒栗子等，营养也很丰富，它们含有丰富的脂肪，其中大部分是人体必需的脂肪酸，如亚油酸、亚麻酸和花生四烯酸等，对人体生理功能具有特殊作用。坚果除栗子外，所含蛋白质都较多，其所含钙、磷、铁等无机盐类与谷类和豆类相似。坚果还含有较多的维生素 A、维生素 E、维生素 B_1、维生素 B_2 等。

第三章　中老年人的营养需求

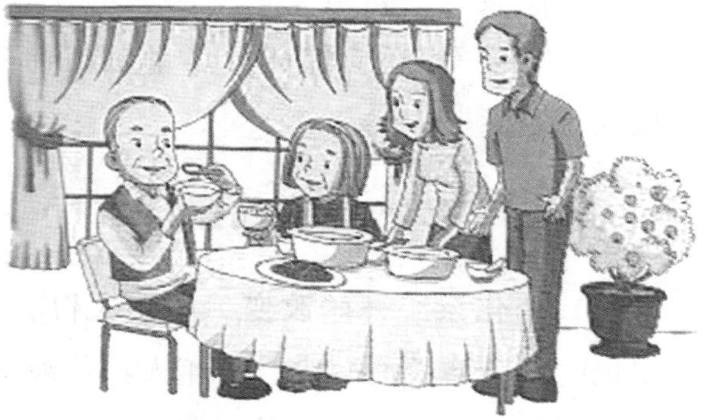

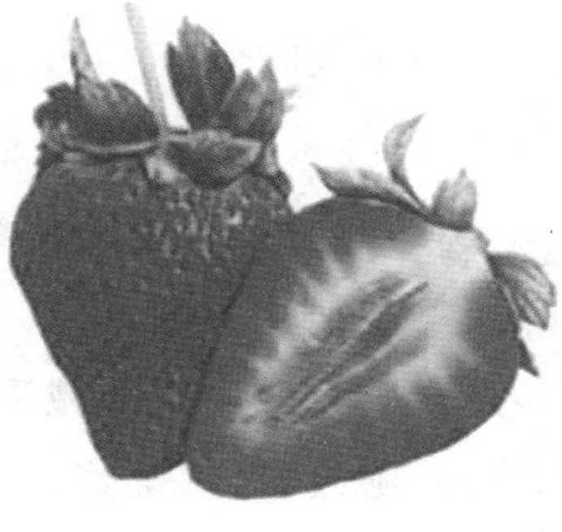

一、中年人营养

人到中年，肩挑工作、家庭两副重担，身心压力相当重，加上人到中年时期组织器官的功能在逐步减退，生理功能也日渐减退，体力和精力都不如青少年。为了减缓中年人衰退的过程，推迟“老年期”的到来，除了要保持乐观的思想情绪和进行必要的体育锻炼之外，合理地搭配膳食也非常重要。中年人的饮食，既要含有丰富的蛋白质、维生素、钙、磷等，还应保证低热量、低脂肪。适当地控制碳水化合物的摄入量。

(一)中年人生理代谢特点

1. 消化系统开始改变 中年人胃黏膜及平滑肌开始萎缩，胃酸分泌也随年龄增长而减少。中年人消化液的分泌及其中所含的各种酶都有不同程度的降低。肝脏重量随年龄增长而降低，肝脏的解毒功能下降，影响药物的灭活和排出，易引起药物性肝损伤。多数中年人胆囊壁薄、胆囊体积大、胆汁较为稀薄，随年龄增长胆石症出现率增加。

另外，中年人牙龈逐渐萎缩，使牙齿容易松动、脱落；味蕾萎缩，中年人味觉发生改变，以咸味阈值升高为主；口腔黏膜上皮角化增加，唾液分泌减少，易发生口干，这些因素导致中年人易出现吞咽困难，并容易发生口腔黏膜溃疡；唾液及其中的酶分泌减少，导致对食物的消化不利。

2. 代谢功能减退 随着年龄的增加，内分泌系统的变化使激素分泌改变，逐渐影响机体代谢功能。机体各种器官及其生理功能也逐步减弱，基础代谢率降低，血红蛋白降低，糖耐量降低，骨密度下降，蛋白质合成能力降低，总体水分减少，肾功能减退，最大呼吸容量下降等。糖代谢、钙代谢、肌肉组织功能均下降，肾排泄功能减退，这些结果均对中年人的物质代谢带来不利影响。

3. 免疫功能下降 随着年龄增长，免疫器官逐渐萎缩，功能减退，出现免疫系统调节障碍，机体对异体的抗原反应性降低。同时，随着年龄增长，体内大分子物质合成的误差使某些自身抗原组成发生误差，表现为自身免疫反应增强。

经常参加体育锻炼能提高中年人的免疫力，减少感冒及因感冒继发的扁桃体炎、咽炎、气管炎、肺炎等疾病，也可减少因气管炎引起的肺气肿、肺心病等疾病的发生。

4. 器官功能改变 人到中年后，消化系统消化液、消化酶及胃酸分泌量逐渐减少；心脏功能、脑功能、肾功能及肝代谢能力均随年龄增高而有不同程度的下降。

(二)中年人的营养需求

1. 蛋白质 对于中年人，一般来说，虽然对蛋白质的需要量比正处于生长发育期的青少年要少，但对处于生理功能逐渐减退的中年来说，提供丰富、优质的蛋白质是十分必要的。因为随着年龄的增长，人体对食物中的蛋白质的利用率逐渐下降，只相当于年轻时的60％～70％，而对蛋白质的分解却比年轻时高。因此，中年人蛋白质的供应量仍应适当高一些。

2. 脂肪 中年人体内参与脂肪代谢的酶和胆酸逐渐减少，对脂肪消化、吸收和分解的能力日趋降低，同时活动量减少，能量消耗减少，剩余能量在体内转化为脂肪，脂肪在体内蓄积过多，就会引起肥胖，俗称“发福”，导致血脂升高，机体健康将受到损害。因而限制脂肪的摄入是必要的，特别要控制动物脂肪的摄入量。

3. 糖类(碳水化合物) 中国人能量的主要来源是碳水化合物，

如米、面等。不同性别及职业的中年人对能量的需要也不同，对于脑力劳动者来说，每日主食中要能满足身体的标准需要量即可。另外，可多吃蔬菜，因为蔬菜能增加食物中的纤维素，既可饱腹，又可防治心血管病、肿瘤、便秘等。

4. 维生素 维生素A、维生素C、维生素D、B族维生素是人体新陈代谢所必需的物质。中年人由于消化吸收功能减退，对各种维生素的利用率低，常出现出血、伤口不易愈合、眼花、溃疡、皱纹、衰老等各种缺乏维生素的症状，因而每日必须有充足的供应量，必要时应适当补充维生素制剂。

5. 无机盐和微量元素 锌、铜、铁、硒等无机盐和微量元素，虽然只占人体重量的万分之一，但它们是人体生理活动所必需的重要元素，参与体内酶及其他活性物的代谢。如果饮食合理，一般不会缺乏，但由于中年人消化、吸收能力较差，加之分解代谢大于合成代谢，容易发生某些微量元素的相对不足。中年人对钙的吸收能力较差，如果钙的排出量增加，就容易发生骨质疏松，出现腰背痛、腿痛、肌肉抽搐等症状。因此，中年人应多吃点骨头汤、牛奶、海鱼、虾及豆腐等富含钙的食物，预防骨质疏松。

6. 水 参与体内的一切代谢活动，没有水就没有生命。中年人应注意多喝水，有利于清除体内代谢产物，防止疾病发生。

（三）中年人的饮食原则

1. 控制总热量，避免肥胖 中年人由于脂肪组织逐渐增加，肌肉和活动组织相对减少，所以每日摄入的热量应控制在7 500～8 370千焦，这样体重才能控制在标准范围内。已有资料和临床观察证实，中年人体重超重越多，死亡的几率就越大。据统计，40～49岁的人，体重超过标准体重的30%，则在中年期男性死亡率达42%，女性死亡率达36%。且胖人易患胆石症、糖尿病、痛风、高血压、冠心病和某些癌症。

2. 保持适量蛋白质 蛋白质是人体生命活动的基础物质，是人体组织的重要成分。如在代谢中起催化作用的酶、抵抗疾病的抗体、促进生理活动的激素都是蛋白质的衍生物。蛋白质还有维持人体的体液平衡、酸碱平衡、运载物质、传递遗传信息的作用。中年人每天需摄入70～80克蛋白质。其中优质蛋白应不得少于1/3。牛奶、禽蛋、瘦肉、鱼类、家禽、豆类和豆制品都富含优质蛋白质。大豆类及其制品含有较丰富的植物蛋白质，对中年人非常有益。由于人体的蛋白质每天都在消耗，所以每天摄入的蛋白质应保持平衡。这对延缓消化系统退行性改变大有好处。

3. 适当限制糖类 有些人有嗜糖的习惯，或者饭量大的习惯，到中年以后要加以限制。因为吃糖过多，不仅容易肥胖，而且由于中年后胰腺功能减退，就会增加胰腺的负担，容易引起糖尿病。在患有消化性疾病时如进甜食，还可促进胃酸分泌，使症状加重。因而除日常供应的碳水化合物外，不宜额外多吃甜食。在限制过多的糖类、自感食量不足时，可增加含糖量少、含纤维素多的水果、蔬菜，这些物质还可促进肠道蠕动和清除胆固醇。

4. 饮食要低脂肪、低胆固醇 中年人每天摄取的脂肪量以限制在50克左右为宜。脂肪以植物油为好，因为植物油含有不饱和脂肪酸，能够促进胆固醇的代谢，防止动脉硬化。动物脂肪、内脏、鱼子、乌贼和贝类含胆固醇多，进食过多容易诱发胆石症和动脉硬化。

5. 多吃含钙质丰富的食物 进食牛奶、海带、豆制品及新鲜蔬菜和水果，对预防骨质疏松，预防贫血和降低胆固醇等都有作用。

6. 少食盐 每天食盐摄入量不宜超过8克，以防止伤脾胃和引起高血压。

7. 节食　饮食要定时、定量，避免暴饮暴食、过量饮酒，以免引起消化功能紊乱。尤其要注意避免食用能损害消化器官的食物。中年人膳食的合理安排，对于消化器官的保健和人体健康，尤其是减少过早死亡和减少疾病的发生都有着十分重要的意义。

二、老年人营养

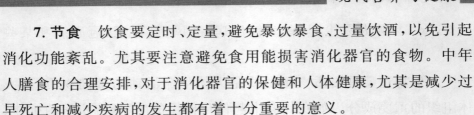

世界卫生组织和中国卫生部规定，60 岁以上为老年人。2002 年上半年的数据表明，我国 60 岁以上老年人口已达 1.32 亿，人口老龄化已成为不可忽视的社会问题。随着老年人年龄的增加，人体各种器官的生理功能都会有不同程度的减退，尤其是消化和代谢功能，直接影响人体的营养状况，如牙齿脱落、消化液分泌减少、胃肠道蠕动缓慢，使机体营养成分吸收利用下降。故老年人必须从膳食中获得足够的各种营养素，尤其是微量营养素。老年人的营养应该得到全社会的关注。

(一)老年人生理代谢特点

1. 消化系统明显改变　由于老年人牙齿脱落，对食物的咀嚼有明显影响；舌表面味蕾易发生萎缩，味觉细胞减少，咸味阈值升高；唾液分泌减少，直接影响了食物的消化；老年人其他消化液的分泌也减少，各种消化酶均随年龄增长而分泌逐渐减少；老年人食管蠕动和胃肠道排空速率都减低，使大便通过肠道的时间延长，增加肠道对水分的吸收，使大便变硬，因此经常发生便秘；胆汁分泌减少，对脂肪的消化能力下降。此外，老年人肝脏体积缩小、血流减少、合成白蛋白的能力下降等，均会影响到消化和吸收功能，导致食欲减退、消化吸收功能降低。

2. 代谢功能减退 老年代谢组织的总量随着年龄的增长而减少。与中年人相比，老年人基础代谢下降10%～20%。而且合成代谢降低，分解代谢增高，合成与分解代谢失去平衡，引起细胞功能下降。由于老年期内分泌系统的变化使激素分泌改变，明显影响机体代谢功能。糖代谢、钙代谢、肌肉组织功能均下降，肾排泄功能减退，这些结果都对老年人的物质代谢带来不良影响。另外，随着年龄增高胰岛素分泌能力减弱，组织对胰岛素的敏感性下降，可导致葡萄糖耐量下降。

3. 免疫功能明显下降 老年人胸腺萎缩、重量减轻，T淋巴细胞数目明显减少和各种功能减退，血中免疫球蛋白G下降，使老年人细胞免疫和体液免疫功能下降，故老年人易患各种疾病。

4. 器官功能改变 主要表现为消化系统消化液、消化酶及胃酸分泌量的减少；心脏功能的降低及脑功能、肾功能及肝代谢能力均随年龄增高而有不同程度的下降。

5. 机体成分改变 随着年龄的增长，体内脂肪组织逐渐增加，脂肪在体内储存部位的分布也有所改变，有一种向心性分布的趋势，即由肢体逐渐转向躯干。机体成分改变的具体表现如下。

（1）细胞量下降，突出表现为肌肉组织的重量减少而出现肌肉萎缩。

（2）机体水分减少，主要为细胞内液减少。

（3）骨中的无机盐减少、骨质疏松，尤其是钙的减少，可引起骨密度降低，特别是女性在绝经期后由于雌激素分泌不足，骨质减少更加明显。表现为骨痛、身高缩短、驼背及易发骨折等。

6. 体内氧化损伤加重 人体组织的氧化反应可产生自由基。自由基对细胞的损害主要表现为对细胞膜的损害，形成脂质过氧化产物，主要有丙二醛和脂褐素，脂褐素是一种具有荧光性的褐色色素，

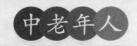

是机体老化的标志之一。该色素在皮肤细胞堆积，则形成老年斑，在脑及脊髓神经细胞中沉积，则会出现记忆力减退或引起神经功能障碍，老年痴呆症等。

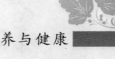

（二）老年人的营养需求

老年人随年龄增长器官组织功能和内环境稳定性发生改变，代谢降低，腺体分泌功能减弱，消化吸收、心血管功能均降低，故其营养需要有一定的特殊性。每日所需要的营养素及能量，相对地要求量少而精。当然，具体用量应根据每个人的具体情况而酌定。

1. 热能　老年人脂肪组织逐渐增加，肌肉和其他活动性高的组织相应减少，整个代谢过程减慢。因为老年人的基础代谢比成年人降低10％～20％，再则老年人体力活动减少，相应的能量消耗也降低，故老年人饮食中的热能应相对减少，60～70岁的老年人应该比成年人减少10％～30％。60岁以上老年人热能摄入可按每日每千克体重135～150千焦，即可满足机体需要。进食一定要适量，以八成饱为好。若老年人不控制进食量，摄入的热量过多，常引起老年人肥胖。老年人最常见的高脂血症、动脉硬化症、高血压、冠心病、糖尿病等都与肥胖有密切的关系。

2. 蛋白质　老年人体内的代谢过程以分解代谢为主，蛋白质的合成能力差，而且对蛋白质的吸收利用率降低，容易出现负氮平衡；另一方面由于老年人肝、肾功能降低，过多的摄入蛋白质可增加肝、肾脏及消化系统负担，有肝肾疾病时更应注意控制蛋白质的供给。因此，主张老年人每日蛋白质的供给量应以满足消耗的需要，维持氮平衡为原则，特别应供给必需氨基酸齐全的高生物价的优质蛋白质。国外主张老年人最适宜的蛋白质供给量为每日每千克体重1.2～1.5克，中国营养学会推荐的《每日膳食中营养素供给量》为每日每千克体重1.0克；如低于每日每千克体重0.7克，就可能发生负氮平衡。我国的饮食结构以谷类为主食，大多数人摄入的蛋白质中，60%～70%为植物性蛋白。在植物性蛋白质中除黄豆外，其他植物蛋白的生物价均较低。奶类、蛋类及瘦肉中的蛋白质均为完全蛋白质，含有人体所需的8种必需氨基酸，故老年人每天应食用一定量的动物性蛋白质，并且应来自不同的食物，以达到蛋白质互补的作用，提高蛋白质的生理价值。例如，大豆蛋白质中掺食少量动物蛋白及其他谷类蛋白质，或是粮食粗细搭配食用，均能显著提高蛋白质生物学价值。对于老年人来说，优质蛋白的摄入量应该占总蛋白质量的50%以上。但动物蛋白质不宜摄入过多，否则会引起脂肪摄入增加而对机体产生不利影响。

3. 脂肪 老年人体内脂肪组织随年龄逐渐增加，并且由于老年人胆汁分泌减少和酯酶活性降低而对脂肪的消化功能下降，故老年人的脂肪摄入一定要有所节制，一般占膳食总能量的20%～30%为宜。而且应以富含多不饱和脂肪酸的植物油为主，限制饱和脂肪酸含量多的动物脂肪的摄入，如猪油、牛油、羊油及奶油等。过多的脂肪对心血管和肝脏不利，而且对消化吸收功能造成负担。但过多地限制摄入会影响到脂溶性维生素，如维生素A、维生素D、维生素E、维生素K的吸收而影响健康。

4. 糖类(碳水化合物) 老年人对碳水化合物的吸收利用率降低，若摄入的比例过高，会使内生性三酰甘油合成增多，特别是蔗糖、葡萄糖等单糖类更易引起高脂血症和高胆固醇血症，还可诱发心肌缺血。过多的摄入碳水化合物，使饱和脂肪酸增加，还可引起蛋白质及其他营养素的不足；但如摄入过少，则会使蛋白质分解增加以供给热能。每天碳水化合物供给量以占总热能55%～65%为宜，其中单糖类应少于10%。对老年人来说，果糖较为适宜，因为果糖容易吸收，且能比较迅速地转化为氨基酸，而转化为脂肪的可能性比葡萄糖要小得多。故老年人饮食中，可供给一定量含果糖的蜂蜜及某些糖果、糕点等。对老年性肥胖、糖尿病和冠心病患者，应限制碳水化合物的摄入，增加膳食中复合碳水化合物和膳食纤维以增强肠蠕动，防止便秘。我国历来以谷类食物为主，除蛋白质和脂肪按比例供给热能外，其余均由碳水化合物供给。现代研究发现，只要其他营养素能满足需要，高谷类饮食对预防冠心病和动脉粥样硬化是有益的。糙米、玉米、麦片等都对降低血三酰甘油有作用。

5. 维生素 老年人由于进食量减少，消化功能减退，对维生素的利用率下降，易出现维生素缺乏，加之许多老年病又常发生继发性维生素缺乏。老年人每天都应有足够的维生素供给，才能满足机体代谢的需要。各种维生素的供给量也要保持平衡。维生素C不足时，叶酸也常常不足，但如果过多，又可能引起维生素B_{12}缺乏。维生素E缺乏可能会加重维生素A的缺乏，而过量时又会妨碍维生素K的作用。老年人摄入的总热能应减少，但维生素需要量并不因年龄增长而减少。中国营养学会已明确规定维生素的标准供给量。老年人饮食中容易缺乏维生素A、维生素B_1、维生素B_2、维生素B_{12}、维生素C、维生素D及叶酸等，所以除供给老年人含维生素丰富的食物外，还应考虑适当补充一些维生素制剂。

近年来的研究表明，叶酸和维生素B_{12}与老年性痴呆关系密切。叶酸和维生素B_{12}是DNA合成的重要辅酶，同时还可影响脑内维生素B_{12}、蛋氨酸、L酪氨酸和乙酰胆碱的代谢反应，因此缺乏叶酸和维生素B_{12}可出现脑内神经递质合成和蛋氨酸代谢障碍。

6. 无机盐和微量元素 人体内含有钙、钠、钾、镁、磷、硫、氯、氮8种常量元素，即通常所说的无机盐。此外，还有14种世界卫生组织推荐的必需微量元素：铁、碘、铜、锌、锰、钴、钼、硒、铬、镍、氟、锡、钡、

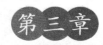

矾。这些都是体内具有重要生理功能的营养素，与中青年人相比，老年人对钙、铁的需求更为重要。

(1)钙：老年人由于胃肠功能降低、胃酸分泌减少、活性维生素D合成下降等原因使对钙的吸收能力下降，吸收率一般在20%以下，而青少年对钙吸收率可达到40%左右。所以老年人容易发生钙摄入不足或缺乏而导致骨质疏松症。中国营养学会推荐老年人每日膳食钙的适宜摄入量为1 000毫克。但钙的补充也不宜过多，以免引起高钙血症、肾结石及内脏钙化等。

(2)铁：老年人对铁的吸收利用能力下降且造血功能减退，血红蛋白含量减少，易出现缺铁性贫血。因此铁的摄入量也需充足，中国营养学会推荐老年人膳食铁的适宜摄入量为每日15毫克。但铁摄入过多对老年人的健康也会带来一些不利影响。另外，机体高铁可导致锌、铜、锰、硒等元素含量降低，对机体健康产生危害。

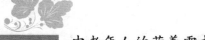

此外，微量元素硒、锌、铜、铬每日膳食中亦需有一定的供给量，以满足机体需要。

7. 食物纤维 食物纤维是非营养物质，属于多糖类，在人的消化道中不能被消化酶消化，包括纤维素、半纤维素、木质素、戊糖、树胶、果胶等，与食物成分表上所列的粗纤维不同。食物纤维可以吸收水分，促进肠蠕动，加快粪便排出，还可以抑制肠内厌氧菌的活动，促进需氧菌的生长，减少有致癌作用的胆酸代谢物生成。食物纤维有预防便秘、痔疮、肠憩室症、结肠癌和阑尾炎等发病的作用。饮食中适量的食物纤维，对肥胖病、糖尿病、动脉粥样硬化、胆石症的防治有良好效果，这与纤维素能减少胆固醇的吸收使血清胆固醇降低有关。成年人每天需6克左右的食物纤维。以精白面、肉食、蛋类等食品为主的老年人，每天可加麦麸2～4汤匙，以增加食物纤维的供应。此外，新鲜的蔬菜和水果，也可以供给丰富的食物纤维。但考虑到大量的纤维素会降低某些营养素，如蛋白质、锌、铜等的吸收，故食物纤维总的摄入量不宜过多。

（三）老年人的饮食原则

1. 减少胆固醇的摄入量，维护心血管健康　老年人保持精力充沛和体能旺盛的重要饮食原则，是减少饮食中胆固醇的摄入量，以防止血管老化。胆固醇摄入过多，将加速老年人动脉硬化，增加心血管疾患的发病率。因此，在维持正常体重的前提条件下，应注意选择食物。具体措施是：严格限制进食含高胆固醇食物，如各种动物性脂肪（鸭油、鱼油除外）、动物内脏类食品、蛋黄、鱼子、鱿鱼、蟹黄、黄油、奶油和巧克力等甜食；避免过多地摄取盐分，一般每日要低于6克；多选食不饱和脂肪酸含量较高的植物油（椰子油除外），这些油中还含有增进血管健康、抵抗老化的维生素E。

2. 限制总能量摄入，合理分配能量来源　人体所需能量来源于碳水化合物、脂肪和蛋白质。1克糖类或蛋白质，均可产生16.74千焦能量，1克脂肪则可产生37.66千焦能量。体重正常的老年人，四季每日所需能量约为：春季7 640千焦、夏季7 642千焦、秋季7 315千焦、冬季7 370千焦。根据中国人的传统膳食习惯，糖类提供的能量占总能量的60％～70％，脂肪占20％～25％，蛋白质占10％～15％为宜。如果膳食中糖类含量太高、脂肪含量太少，则膳食体积便会增大，这样既不耐饥饿，还会增加B族维生素的消耗，影响到脂溶性维生素的正常吸收；如果脂肪含量过高，糖类太少，则易患冠心病、结肠癌、乳腺癌等病；如果蛋白质过少，亦会影响身体健康，过多则会增加肝、肾脏的代谢和负担。可见，合理分配每日膳食中的能量来源是极为重要的。

3. 限制脂肪的总摄入量，减少老年性病变　脂肪含能量高，在人体中可以储存，很少有人因缺少脂肪而引起病变。而摄食过多的脂肪极易诱发多种老年性疾病，如高胆固醇血症、高脂蛋白血症、器官组织癌变和消化不良型腹泻等。由于高脂膳食中植物纤维少，会使胃肠蠕动变弱，粪便在体内存留时间过长，从而加重了外源性和内源性毒素对人体的致病作用。膳食中的脂肪主要来源于烹调用油、肉类、奶油、黄油等，其总量不宜超过食物总量的25%，以每日每千克体重摄取1克以下为宜。身体肥胖或超重者，摄取量还应严加限制。

4. 注意蛋白质的供应，预防营养缺乏症 蛋白质几乎参与了人体内一切正常的生理活动，是生命的物质基础。在老年人中，不少人存在着轻度的蛋白质缺乏症，如贫血、抗病能力降低、神经系统与内分泌系统调节功能减退，肌肉组织退化、酶活动降低等，这些病状常常被机体的老化现象所掩盖而没有得到足够的重视。老年人摄食的蛋白质总量一般不能低于中年人，以每日每千克体重1～1.5克为宜。其主要来源有肉类、水产品、蛋类、干豆类和鲜奶。老年人的胃肠道吸收功能较差，每日膳食中的蛋白质以优质的完全蛋白质和半完全蛋白质为主，即动物性蛋白质和豆类蛋白质。这样，才能很好地满足机体对蛋白质的需求。

5. 注意选择食物，提高营养价值 在保证各主要营养素的充足供应之后，还应格外注意食物的消化吸收率，努力提高食物的营养价值。主要方法有以下几种。

(1)注意选择容易消化的食物：例如，黄豆的蛋白质含量高，质量上乘，但老年人难于咀嚼，因此，最好选黄豆制品，如豆浆、豆芽、豆腐、豆腐皮等，每日饮200毫升豆浆即可得8克蛋白质。鸡肉不仅蛋白质含量高，且结缔组织松软，脂肪分布均匀，故较易消化。鱼的肉质细嫩，肌纤维较短，含水分多，含饱和脂肪酸较少，蛋白质消化吸收率可高达87%～98%。

(2)注意粮、豆或米、面搭配:老年人对面粉和大米的净利用率低于中年人,如能将各类食品搭配适宜,则可以充分发挥蛋白质的互补作用,从而大大提高食物的营养价值。例如,用各占33%的豆粉、面粉、玉米粉制成混合食品后,其营养价值比原来单独摄食时提高8倍;如用黄豆20%、玉米和小米各40%,混合磨碎后,其营养价值可提高3倍以上。此外,常用各种豆类熬粥、煮饭或做馅也可提高其营养价值。

(3)注意选用粗粮和糙米食品,延缓衰老进程:适当选食粗粮和糙米,不仅可以充分发挥牙齿的咀嚼功能,增强牙周组织的抗病能力,保持牙齿的稳固,还可以推迟牙齿和牙周组织的衰老过程。此外,由于粗粮和糙米制品容易使人产生饱腹感,因而可以有效地帮助老年人避免各类营养素的过多摄入。此类食物中含有大量的纤维素,又可增加人体对食物消化吸收后的废弃物体积,使之较快地排出体外,从而降低了各类毒素侵害机体的可能性。同时,糙米胚芽中含有的维生素E是天然的抗氧化剂,有利于维持人体细胞膜的正常功能,从而延缓机体的老化过程。

(4)提倡营养全面,切忌偏食:如果各种食物搭配得当,不但可消除某些食物的不良作用,还有利于发挥营养素之间的互补作用。老年人对营养的需求是多方面、多功能的,没有哪一种或几种天然食物能完全包含人体所需的多种营养成分。很多人在长期生活中养成了对某些食品的特殊偏爱,进而产生偏食现象;有些人因为某种缘故而采取了不正确的节食方法或过分追求素食;还有些人则片面享受口福,放纵食欲,终日大鱼大肉,嗜食高级补品和糖果、点心。凡此种种,势必造成老年人营养不平衡和自身免疫功能下降,其后果是损害健康,甚至引起某些疾病。

第四章

中老年常见病营养需求

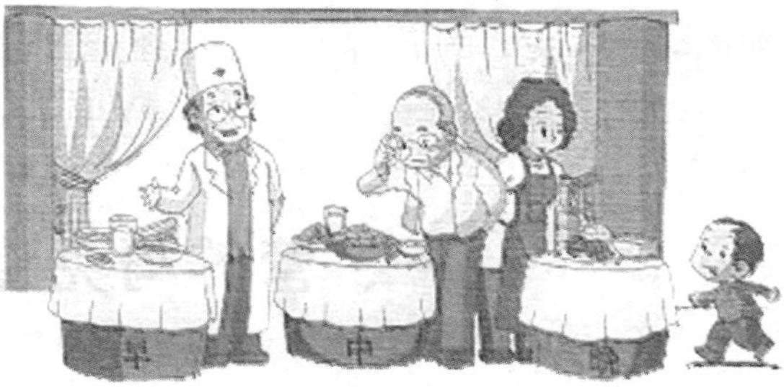

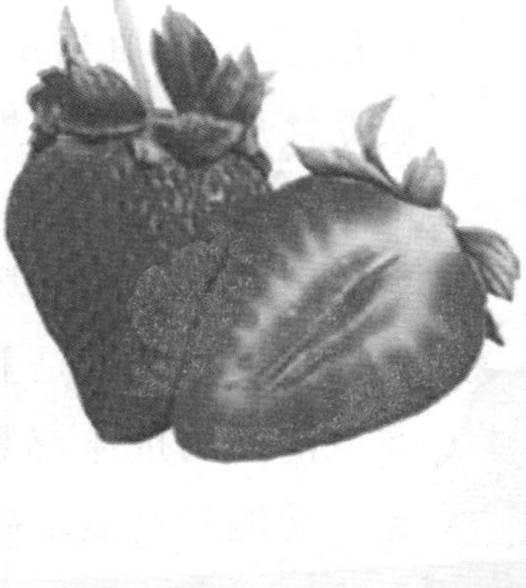

人类需要不断地从食物中摄取营养以满足维持生命的物质基础、体力活动所需能量，以及与疾病抗衡的能力。有人预计人类的寿命可以达到120岁左右，而现在很少有人可以享受到这样的高寿。许多人往往由于疾病过早丧失了劳动力和自主生活的能力，甚至过早丧失生命。从营养学的观点来看，多样化和平衡的饮食是维持健康生命的基础。平衡的膳食可维持身体各器官组织的活动在正常生理范围，使机体免疫力提高，以适应和提高机体抗衡各种病原微生物及环境有害因素侵袭的能力。健康的身体不仅仅是依靠经济基础就能达到的，提高人们的营养知识，合理选择食物和良好行为方式都对健康产生很大影响。

一、营养与免疫功能

免疫功能是指机体接触“异己成分”或“抗原性异物”后的一种特异性生理反应，是机体在进化过程中获得的“识别与排斥”的一种重要生理功能。免疫系统对维持机体正常生理功能具有重要意义。人体的免疫功能俗称抵抗力，是人体保护自身健康的防线，包括皮肤与黏膜，血液中白细胞（巨噬细胞、中性粒细胞等）对病原微生物的吞噬作用、肝脾等脏器中的网状内皮细胞的吞噬消化作用，以及人体接触病原体后血清中产生的抗体或免疫细胞（T淋巴细胞、B淋巴细胞等）的增殖、活化和免疫功能的发挥等。

营养状况的好坏直接影响着以上这些体内器官的结构及功能的发挥。因为无论是上皮细胞、黏膜细胞、血中白细胞、胸腺、肝、脾，以及血清中的抗体都是由蛋白质和其他各种营养素所构成的，是人体免疫功能的物质基础。

(一)人体免疫系统

1. 免疫系统 免疫系统是由免疫器官、免疫细胞和免疫分子组成。

(1)免疫器官:根据它们的作用,可分为中枢免疫器官和外周免疫器官。人的骨髓与胸腺属于中枢免疫器官。骨髓是干细胞和B细胞发育分化的场所,胸腺是T细胞发育分化的器官。全身淋巴结和脾是外周免疫器官,它们是成熟T细胞和B细胞定居的部位,也是免疫应答发生的场所。此外,黏膜免疫系统和皮肤免疫系统是重要的局部免疫组织。

(2)免疫细胞:是泛指所有参与免疫应答或与免疫应答有关的细胞及其前身,包括造血干细胞、淋巴细胞、单核-巨噬细胞及其他抗原细胞、粒细胞、红细胞、肥大细胞等。

(3)免疫分子:是由免疫细胞和非免疫细胞合成和分泌的分子,包括免疫球蛋白分子、补体分子、细胞因子及黏附分子等。

2. 免疫系统功能

机体的免疫系统通过对自我和非我物质的识别和应答来实现其基本功能。

(1)免疫防护功能:免疫防护功能指正常机体通过免疫应答反应来防御及消除病原体的侵害,以维护机体的健康和功能。在异常情况下,若免疫应答反应过高或过低,则可分别出现过敏反应和免疫缺陷症。

(2)免疫自稳功能:免疫自稳功能指正常机体免疫系统内部的自控机制,以维持免疫功能在生理范围内的相对稳定性,若这种功能失调,免疫系统对自身组织成分产生免疫应答,可引起自身免疫性疾病。

(3)免疫监视功能:免疫监视功能指免疫系统监视和识别体内出现的突变细胞并通过免疫应答反应消除这些细胞,以防止肿瘤的发生或持久的病毒感染。

(二)营养素与免疫

1. 蛋白质与免疫 蛋白质是机体免疫防御功能的物质基础,参与免疫组织和器官的构成。当蛋白质营养不良时,这些组织和器官的结构和功能均会受到不同程度的影响,从而使免疫功能受损。具体表现为T淋巴细胞数目减少,巨噬细胞、中性粒细胞对病原体的杀伤能力减弱,同时营养不良还导致体内其他重要组织和器官萎缩丧失功能。

2. 脂类与免疫 目前的研究认为,摄入足够的脂肪酸对免疫器官的发育和免疫系统的建立是必要的。但动物实验表明脂肪摄入必须适量,过多或过少都会使免疫功能受到损伤、机体的患病率增加。另外,胆固醇对维持淋巴细胞的功能是必要的,但过量会改变细胞膜的脂质构成,使膜的流动性发生改变而抑制淋巴细胞的增殖。同时,高胆固醇也会使巨噬细胞的吞噬功能和细胞内清除抗原的能力降低。

3. 糖类与免疫 有些学者认为,多糖对促进和恢复机体免疫功能作用也极为明显。活性多糖可以通过激活网状内皮系统和补体,激活巨噬细胞和T、B淋巴细胞,诱生多种免疫因子等途径,对机体的非特异性免疫系统、特异性免疫系统、细胞免疫及体液免疫产生广泛的影响,从而提高机体免疫力。

4. 维生素与免疫

(1)维生素A与免疫:维生素A对于维持呼吸道和胃肠道黏膜的完整性及黏膜表面抗体的生成等具有重要作用,可以抵御致病菌的侵袭。另外,维生素A在T淋巴细胞、B淋巴细胞的分裂反应中也具有重要作用。维生素A缺乏常常导致T淋巴细胞、B淋巴细胞对病原微生物等抗原的抵抗能力降低。维生素 A 还能影响巨噬细胞的吞噬杀菌能力。维生素 A 缺乏的动物，肺泡巨噬细胞超氧化物歧化酶、谷胱甘肽过氧化酶活性降低，补充维生素 A 后，肺泡巨噬细胞的吞噬能力增强。

类胡萝卜素具有很强的抗氧化作用，可以增加特异性淋巴细胞亚群的数量，增强自然杀伤细胞、吞噬细胞的活性，刺激各种细胞因子的生成，有增强免疫系统潜力的作用。研究表明：对免疫功能受损的人补充 β-胡萝卜素是有益的；对老年人补充 β-胡萝卜素可增强自然杀伤细胞的活性。

(2)维生素 E 与免疫：维生素 E 具有抗氧化功能，在一定剂量范围内能通过维护膜结构的完整性来促进免疫器官的发育和免疫细胞的分化。近来有研究表明，维生素 E 缺乏时，核糖核酸和蛋白质生物合成明显抑制。因此，维生素 E 也可能通过影响核酸、蛋白质代谢，进一步影响免疫功能。

(3)维生素 B_6 与免疫：核酸和蛋白质的合成及细胞的增殖需要维生素 B_6，因而维生素 B_6 缺乏对免疫系统所产生的影响，比其他 B 族维生素缺乏时的影响更为严重。维生素 B_6 缺乏时可使动物胸腺质量减小、脾发育不全、淋巴结萎缩、周围血液中的淋巴细胞数减少，并且影响抗体的合成，使细胞免疫和体液免疫能力下降。此外，实验性维生素 B_6 缺乏对子宫中胎儿的免疫功能有显著和长期的影响。

(4)维生素 C 与免疫：维生素 C 对免疫系统影响的研究较多，多数研究支持补充维生素 C 能提高免疫力的说法。原因为维生素 C 能提高吞噬细胞的活性并参与免疫球蛋白的合成。

5. 微量元素与免疫

(1)铁与免疫：铁是维持免疫器官的功能和结构完整所必需的营养素，可激活多种酶。当铁缺乏时，核糖核酸酶活性降低，肝、脾和胸腺蛋白质合成减少，使免疫功能出现各种异常，如淋巴样组织萎缩，胸腺淋巴细胞及外周T淋巴细胞减少，淋巴细胞增殖能力、巨噬细胞和自然杀伤细胞（NK）功能均受抑，使细胞免疫功能降低。缺铁还会出现延缓过敏反应。值得注意的是，铁摄入过量也会导致感染的发生，这是因为某些细菌的生长繁殖也需要铁，这些细菌能有效地竞争循环和组织中的铁，加速自身繁殖。

（2）锌与免疫：锌与体内多种酶的活性有关。锌缺乏会导致酶活性降低，抑制脱氧核糖核酸（DNA）、核糖核酸（RNA）和蛋白质合成及功能表达，引起免疫系统的组织器官萎缩，并影响T淋巴细胞的功能、胸腺素的合成与活性、淋巴细胞与自然杀伤细胞的功能及吞噬细胞的功能等。另外，锌过多同样可抑制免疫功能，使淋巴细胞对植物血凝素（PHA）的反应下降。

（3）硒与免疫：适宜的硒水平对于保持细胞免疫和体液免疫是必需的。免疫系统依靠产生活性氧来杀灭外来微生物或毒物。如感染时，中性粒细胞的“呼吸爆发”，产生大量过氧化氢（H_2O_2）来消灭入侵细菌，出现炎症反应。但是，多余的H_2O_2也会破坏自身细胞，这就需要宿主有防御氧化系统来保护自身。而硒与维生素E共同作用，在体内可以起到抗氧化的作用。另外，硒还具有明显的免疫增强作用，可选择性调节某些淋巴细胞亚群产生，诱导免疫活性细胞合成和分泌细胞因子，使淋巴细胞和自然杀伤细胞的活性增加。因此，维持细胞内硒的一定水平对保护机体健康、增强其抗病能力均具有重要意义。

（4）铜与免疫：铜也是体内很多酶的组成成分，如超氧化物歧化酶、细胞色素氧化酶等。超氧化物歧化酶催化超氧化自由基的歧化反应，防止毒性超氧化自由基堆积，从而减少自由基对生物膜的损伤。超氧化物歧化酶在吞噬细胞杀伤病原微生物过程中也起重要作用。细胞色素氧化酶是线粒体传递链的末端氧化酶，此酶的催化活性下降，将使氧化磷酸化作用减弱。免疫活性细胞的氧化磷酸化作用受损伤将直接破坏其免疫功能。铜缺乏还可影响网状内皮系统对感染的免疫应答，使吞噬细胞的抗菌活性减弱，机体对许多病原微生物易感性增强，胸腺素分泌物减少，淋巴细胞增殖及抗体合成受抑，自然杀伤细胞活性降低。

(三)提高免疫力的食品及生物活性物质

人体由于营养素摄入不足造成机体抵抗力下降，会对免疫机制产生不良影响。有一些食物具有较强的免疫功能调节作用，能增强人体对疾病的抵抗力。这其中除有植物性食品外，还有一些属于功能性食品原料，可以应用于功能性食品制造。因而在日常饮食中增加这类食物的摄入，可增强机体免疫力。

1. 仙人掌　仙人掌含多种植物营养素，是营养素最丰富的食品，是非胰岛素依赖型糖尿病患者的良好食材，可抑制癌细胞的生长。

2. 豆类　豆类含有丰富蛋白质及多种营养素，可防止血液提供营养给癌细胞，防止癌症扩散，改善细胞及体液的免疫力，维持血液中低胆固醇含量。

3. 胡萝卜　胡萝卜富含胡萝卜素，能刺激免疫系统，以抑制癌症的形成与生长，并可保护视力。

4. 姜　姜含维生素A、维生素C、B族维生素、钙、磷、铁等，可保护呼吸及消化系统，治疗低血压，抑制胃部病变。

5. 灵芝　灵芝含多糖类，可抗癌，治疗晕眩、失眠和慢性肝炎等。

6. 苜蓿　苜蓿含维生素A、维生素C、维生素E、维生素B_1、维生素B_2，可降低血液中胆固醇含量。

7. 菊花　菊花花朵含有类胡萝卜素及黄色的木樨草黄糖(苷)，

可治疗耳鸣、流行性感冒。

8. 丝瓜 丝瓜种子及果皮可抑制癌细胞，能增强肺、胃及肝脏功能，瓜瓤能帮助治疗灼伤、烫伤及感染等。

9. 人参 人参含维生素A、维生素E、维生素B_1、维生素B_2、维生素B_{12}，能增加携带氧的红细胞及刺激免疫力的白细胞，从而减轻肉体及精神的压力，可改善高血压、糖尿病、阳痿、记忆力缺失和气喘等。

10. 香菇 香菇可降低血压和胆固醇，治疗贫血、糖尿病及癌症。

11. 免疫球蛋白 免疫球蛋白是一类具有抗体活性或化学结构与抗体相似的球蛋白，普遍存在于哺乳动物的血液、组织液、淋巴液及外分泌液中。免疫球蛋白在动物体内具有重要的免疫和生理调节作用。20世纪90年代，美国有公司陆续生产出了含活性免疫球蛋白的奶粉等。1998年，新西兰健康食品有限公司的两种牛初乳粉和牛初乳片进入中国市场。

12. 免疫活性肽 人乳或牛乳中的酪蛋白含有刺激免疫的生物活性肽，大豆蛋白和大米蛋白通过酶促反应，可产生具有免疫活性的肽。免疫活性肽能够增强机体免疫力，刺激机体淋巴细胞的增殖，增强巨噬细胞的吞噬功能，提高机体抵御外界病原体感染的能力，降低机体发病率，并具有抗肿瘤功能。可以作为有效成分添加到奶粉、饮料中，增强人体的免疫力。

13. 活性多糖 活性多糖是一种新型高效免疫调节剂，能显著提高巨噬细胞的吞噬能力，增强淋巴细胞（T、B淋巴细胞）的活性，起到抗炎、抗细菌、抗病毒感染、抑制肿瘤、抗衰老的作用。多糖主要分为植物多糖、动物多糖、菌类多糖、藻类多糖等几种。

14. 超氧化物歧化酶(SOD) 超氧化物歧化酶是一种广泛存在于动物、植物、微生物中的金属酶，能清除人体内过多的氧自由基，因而能防御氧毒性，增强机体抗辐射损伤能力，抗衰老。

二、营养与恶性肿瘤

恶性肿瘤又称癌，是一类严重威胁人类健康和生命的疾病，其特征为异常细胞生长失控，并由原发部位向其他部位播散。这种播散如无法控制，将侵犯要害器官并引起功能衰竭，最后导致个体死亡。恶性肿瘤是当前严重影响人类健康、威胁人类生命的主要疾病。

恶性肿瘤的发病原因目前尚不十分清楚，可能涉及遗传、免疫、营养、环境等多方面。并且不同种族、不同地区人群肿瘤的发病率和发病部位存在较大差异。尽管癌症的发生与很多因素有关，但目前比较公认的观点是约有1/3恶性肿瘤的发生与膳食构成不合理，以及不良饮食习惯密切相关。

（一）食物中的致癌物质

膳食中摄入致癌物质是导致癌症发生的重要原因之一。食物中已发现的致癌物主要包括四大类，即N-亚硝基化合物、黄曲霉毒素、多环芳烃类化合物及杂环胺类化合物。它们分布广泛，并且致癌性很强，能引起多种动物、多种器官的肿瘤，一次大剂量或长期小剂量均可致癌。流行病学调查资料表明，某些癌症高发可能与这4类致癌物有关。

1. N-亚硝基化合物 N-亚硝基化合物主要存在于用亚硝酸盐腌制过的肉类食品当中。目前发现，N-亚硝基化合物与胃癌、食管癌、肝癌、结直肠癌及膀胱癌的发生有密切关系。

2. 黄曲霉毒素 黄曲霉毒素主要存在于霉变的粮油、花生及其制品中，是黄曲霉和寄生曲霉代谢产生的一类结构相似的化学物质，也是目前发现的致癌性最强的化学物质，可诱发肝癌、胃癌、肾癌、直肠癌、乳腺癌及卵巢癌等。

3. 多环芳烃类化合物 多环芳烃类化合物主要存在于油炸和熏烤食品当中，是一类具有较强致癌作用的化学污染物，目前已鉴定出数百种，其中苯并芘是多环芳烃的典型代表 大量研究资料表明，苯并芘对多种动物有肯定的致癌性。人群流行病学研究表明，食品中苯并芘含量与胃癌等多种肿瘤的发生有一定关系。

4. 杂环胺类化合物 食品中的杂环胺类化合物主要产生于高温烹调加工过程，尤其是蛋白质含量丰富的鱼、肉类食品在高温烹调过程中更易产生。杂环胺类化合物对啮齿类动物有不同程度的致癌性，其主要靶器官为肝脏，其次为血管、肠道、乳腺、皮肤及口腔等。有研究表明，某些杂环胺对灵长类动物也有致癌性。

除了上述4类致癌物外，食品中还存在其他致癌物，如食物中残留的农药、某些食品添加剂等。

(二)膳食营养与癌症

1. 能量与癌症 膳食能量的摄入与癌症发生有明显的相关性。一般认为，能量摄入过多会使体重增加，从而增高了乳腺癌和子宫内膜癌发生的危险性。因此，能量密度高的食品可能会使癌症的发病率增加。

2. 脂肪与癌症 大量流行病学数据显示，高脂肪膳食能显著增加结肠癌、直肠癌的发病率。其发生机制可能为脂肪摄入增加提高了能量摄入，同时刺激胆汁分泌，从而影响肠道微生物菌群组成，并刺激次级胆酸产生，结果促进结肠癌的发生。也有研究结果发现，乳腺癌的发生与脂肪酸组成有关，ω-6系列多不饱和脂肪酸摄入过多有促进肿瘤发生的作用，而 ω-3 系列多不饱和脂肪酸则可抑制癌变。另外，脂肪的摄入量可能还与前列腺癌、膀胱癌、卵巢癌等的发生有关。

3. 蛋白质与癌症 据报道，食物中蛋白质含量较低，可促进人与动物肿瘤的发生。适当提高蛋白质摄入量或补充某些氨基酸，可抑制动物肿瘤的发生。据国内外食管癌流行病学研究发现，食管癌高发区一般土地较贫瘠，居民营养欠佳，蛋白质和能量摄入量也多不足。营养不平衡、蛋白质和能量缺乏已被认为是食管癌的发病因素之一。也有研究表明，高蛋白膳食可能增加妇女患乳腺癌的危险性，但目前证据尚不充分。

4. 糖类与肿瘤 据报道，糖的摄入与妇女乳腺癌的死亡率直接相关，尤其摄入过多的精制糖，是乳腺癌发生率增加的因素之一。也有一些动物实验证明，高糖类或高血糖浓度可抑制化学致癌物对动物的致癌作用。但是，过量的糖类必然导致总能量摄入过多，而总能量过多又与肿瘤有明显的相关性。

膳食纤维为非能源的多糖类物质，其摄入量与结肠癌、直肠癌的发病率呈明显的负相关性。一些植物多糖，如枸杞多糖、香菇多糖、黑木耳多糖等为生理活性物质，对抑癌、抗癌等具有很好的功效，能大大提高机体的免疫功能，是目前研究和开发的热点。

5. 维生素与肿瘤 维生素 A、维生素 E 和维生素 C 等有较强的抗氧化功能，能够抑制机体游离自由基的形成，保护细胞的正常分化，阻止上皮细胞过度增生、角化，减少细胞癌变。同时，维生素 C 还可以阻断致癌物亚硝胺的合成，促进亚硝胺的分解。

6. 微量元素与肿瘤 某些微量元素对癌症的抑制作用，是当今生命科学领域的重要研究课题。目前，已知在膳食防癌中有重要作用的微量元素有硒、碘、钼、锗、铁等。硒可防止一系列化学致癌物诱发肿瘤的作用；碘可预防甲状腺癌；钼可抑制食管癌的发病率；缺铁常与食管和胃部肿瘤发生有关。

总之，癌的病因很复杂，营养成分与癌的关系也十分复杂。一些物质是致癌物，一些可能是促癌物，而另外一些却是抑癌物。因此，在兼顾营养需要和降低癌变危险性的前提下，控制或尽可能避免致癌物和促癌物的摄入量，充分发挥抑癌物的作用，平衡膳食结构，就有可能达到膳食抗癌的目的。

（三）具有抗癌作用的食物

1. 蔬菜和水果　许多蔬菜和水果都是膳食纤维、维生素、无机盐和其他生物活性物质的良好来源。这些食物成分对癌症预防各有其独特作用。例如，富含膳食纤维的植物性饮食有可能预防结肠癌、直肠癌；含有较多天然类胡萝卜素的饮食很可能预防肺癌，并有可能预防食管癌、结肠癌、直肠癌、胃癌、胰腺癌和子宫颈癌；含有较多天然维生素 C（抗坏血酸）的饮食很可能预防胃癌，也可能预防口腔和咽癌、食管癌、肺癌、胰腺癌和子宫颈癌。没有证据表明，水果或其他植物食品中所含的天然糖可能导致癌症的危险性，因此不需限制包括水果在内的天然甜味食品。专家建议，每人每日蔬菜、水果的摄入量为 400～800 克，其中应包括深色蔬菜。

2. 谷类　粗加工的谷类（如全麦粉、糙米）富含淀粉，与预防癌症的关系尚不十分清楚，但它可能具有保护作用。含全谷类多的饮食可能降低胃癌的危险性；富含淀粉性食物的饮食可降低结肠癌、直肠癌的危险性。谷物品种多样化可以保证摄取不同种类的淀粉及复杂的糖类。在人体中，每种复杂的糖类可能有其独特的作用。许多谷物也是蛋白质和其他营养素的最好来源，如全谷类（糙米、全麦面包及全麦面食）含有大量人体必需的脂肪酸、维生素（尤其是 B 族维生素)、无机盐及膳食纤维。

3. 大豆 大豆富含优质蛋白质,易于被人体利用。素食者只要膳食中有足够的豆类蛋白质,就能保持健康。大豆中还含有多种非营养素活性因子,对预防心血管疾病、肿瘤和骨质疏松具有独特的功能。目前研究最多的是大豆异黄酮。大豆异黄酮具有弱的雌激素活性,并且不会发生雌激素的不良反应。大豆异黄酮能与人体的雌激素受体结合,从而阻断雌激素的有害效应。因此,多食大豆对一些与雌激素有关的肿瘤(如乳腺癌、前列腺癌等)有一定的防治功效。动物实验还证明,大豆异黄酮具有抗生物过氧化作用,可以抑制产生肿瘤的关键酶而抑制肿瘤的形成。大豆皂苷可明显抑制肿瘤生长和杀伤肿瘤细胞,对人类白血病细胞的 DNA 合成有很强的抑制作用。

4. 茶叶 茶叶,特别是绿茶,具有一定的抗癌作用。起作用的主要成分是茶多酚。茶多酚是一类生物类黄酮,具有清除自由基和增强免疫的功能。茶叶所含的其他成分,如维生素 C、维生素 E、胡萝卜素、微量元素等也能起一定作用。

(四)预防癌症的饮食调养

1999 年,世界癌症研究基金会提出了预防癌症的 14 条膳食与保健建议,内容如下。

1. 食物多样 每餐应包括各种蔬菜、水果、豆类,以及粗加工的主食。

2. 维持适宜体重 避免体重过轻或过重,成年后要限制体重增幅不超过 5 千克。

3. 保持体力活动 坚持体育锻炼,如果工作时很少活动或仅有轻度活动,每天应进行 1 小时左右的快走或类似的运动量,每周至少还要进行1小时出汗的剧烈运动。

4. 多吃蔬菜和水果 坚持每天吃400～800克各种蔬菜、水果，每天保持3～5种蔬菜和2～4种水果，特别注意维生素A和维生素C的摄入要充足。

5. 以植物性食物为主 食用多种来源的淀粉或富含蛋白质的植物性食物，尽可能少吃精加工食品，要限制精制糖的摄入。

6. 不提倡饮酒 男性每天饮酒不超过一天总能量摄入量的5%，女性不超过2.5%。

7. 限制动物性食品的摄入 每天瘦肉摄入量应限制在90克以下，最好选择鱼和家禽替代牛肉、羊肉和猪肉。

8. 限制高脂食物的摄入 应选择适当的植物油并限制用量。

9. 限盐 限制腌制食物的摄入，同时控制烹调用盐和调料盐的使用。

10. 防霉 注意防止食品腐烂及真菌污染，不要食用已受细菌和真菌污染的食物。

11. 防腐 用冷藏或其他适宜的方法保存易腐烂的食物。

12. 限制食品添加剂的使用 对食品添加剂、食物污染物及有害残留物质应制定限量标准并监测其含量。

13. 注意食物加工方法 不吃烧焦的食物，尽量少吃直接在火上烧烤的鱼或肉，腌肉及熏肉。

14. 营养补充剂的选用 对于遵循以上建议的人来说，一般不必食用营养补充剂。

三、营养与高血压

高血压是指以动脉收缩压和（或）舒张压增高，常伴有心、脑、肾和视网膜等器官功能性或器质性改变为特征的全身性疾病。在临床上发现的高血压病人中，90%以上病人的病因不明，这种高血压称为原发性高血压。而由于其他疾病引起的血压升高则称为继发性高血压，其中多半与肾病和内分泌疾病有关。

原发性高血压的发病原因有很多，除遗传因素和精神紧张外，一些膳食与营养因素被认为与高血压有密切关系，如肥胖、高盐饮食、饮酒等。

（一）营养与原发性高血压

1. 食盐与高血压 有充分的证据表明，高血压的发病率与膳食中的食盐摄取量密切相关。食盐摄入量高的地区高血压发病率也高，限制食盐摄入可降低高血压发病率。其原因为食盐摄入过多，会导致体内钠潴留，而钠主要存在于细胞外，从而使细胞外液渗透压增高，细胞内水分向细胞外移动，细胞外液包括血液总量增多。增多的血容量可造成心输出量增大，血压增高。另外，实验证明，食盐引起血压增高也与氯离子有关，用其他阴离子代替氯离子的钠盐并不引起血压升高。

2. 钾、钙与高血压 高钾膳食和高钙膳食都有利于降低血压，原因可能为钾和钙都可以增加尿液中钠的排出，使血容量降低，血压下降，从而缓和食盐过量摄入而引起的血压升高。另外，钾和钙摄入充足，还有利于血管扩张，也可起到降血压的作用。

3. 脂肪与高血压 脂肪摄入过高，特别是动物脂肪摄入过高，必然导致饱和脂肪酸和胆固醇摄入过高，容易造成高血脂和高胆固醇血症，而高血脂和高胆固醇血症又往往与高血压互为因果，即血脂增高会导致血液黏滞系数增大，血液流动的阻力增大，血压升高。而适当增加多不饱和脂肪酸，特别是 ω-3 多不饱和脂肪酸则有利于降低血

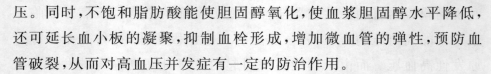

压。同时，不饱和脂肪酸能使胆固醇氧化，使血浆胆固醇水平降低，还可延长血小板的凝聚，抑制血栓形成，增加微血管的弹性，预防血管破裂，从而对高血压并发症有一定的防治作用。

4. 糖类与高血压 在动物实验中发现单糖类，如葡萄糖、蔗糖和果糖，可升高血压。目前，尚缺乏在人群中不同糖类对血压调节作用的资料。但糖类的过多摄取，必然导致人体能量摄入过多，使人体肥胖，而肥胖又与高血压的发病率呈明显的正相关，因此糖类的摄入量也应适当。另外，膳食纤维具有降低血脂和血清胆固醇的作用，因而有一定的降压作用，还可以延缓因高血压引起的心血管并发症。

5. 蛋白质与高血压 关于蛋白质与血压关系的资料较少，但有些研究证明，某些氨基酸与血压的变化有一定的相关性，如色氨酸、酪氨酸和牛磺酸对血压降低均有一定的作用。

6. 维生素与高血压 维生素 C 能够改善血管的弹性，降低外周阻力，有一定的降压作用。并可延缓因高血压造成的血管破裂出血现象的发生。另有报道称，维生素 E 也有一定的降压作用。

(二)高血压的饮食防治

卫生部专家组根据中国情况对改善膳食结构预防高血压提出以下建议。

1. 控制总热量以保持标准体重 控制体重可使高血压的发生率降低 28%～40%。减轻体重的措施一是限制能量的摄入，二是增加体力活动。

2. 减少食盐的摄入量 世界卫生组织建议，正常人每人每日食用盐量不超过 6 克。高血压患者钠盐的摄入量应在每日 1.5～3.0 克。

3. 减少膳食脂肪，补充适量优质蛋白质 有的流行病学资料显示，即使不减少膳食中的钠和不减轻体重，如能将膳食脂肪控制在总能量25%以下，高血压发病率也会明显下降。另外，不同来源的蛋白质对血压的影响不同，鱼类蛋白可使高血压和脑卒中的发病率降低，酪氨酸也有降低血压的功效；大豆蛋白虽无降血压作用，但也有预防脑卒中的作用。

4. 注意补充钾和钙　中国膳食低钾、低钙，应增加含钾多、含钙高的食物，如绿叶菜、鲜奶、豆类制品等。

5. 限制饮酒　尽管有证据表明少量饮酒可能减少冠心病发病的危险，但是饮酒和血压水平，以及高血压患病率之间却呈线性关系，因此不提倡用少量饮酒预防冠心病。提倡高血压患者戒酒，因饮酒可增加服用降血压药物的抗药性。建议男性每日饮酒的酒精量应少于20～30克，女性则应少于10～15克。

（三）常食用的降血压食物

1. 大蒜　专家建议，高血压患者可在每天早晨空腹吃1～2个糖醋蒜头，有稳定的降压效果。

2. 芹菜　芹菜具有较好的降压效果。高血压患者可将芹菜洗净切碎、绞汁，加入一些红糖，用沸水冲泡当茶饮，或取降压物质较丰富的芹菜根煎水服，有显著的降压作用。

3. 茼蒿　中医学认为，茼蒿具有良好的清血养心的功效，具有降压、补脑的作用。高血压患者，可取生茼蒿一把，洗净切碎，捣烂后挤出鲜汁，用温开水冲服，即可降压醒脑。

4. 西红柿　西红柿具有清热解毒降压等功效。高血压患者如果坚持每天吃2个西红柿，对防治高血压病是大有好处的，生吃比加工后效果更好。

5. 洋葱　洋葱含有能激活血溶纤维蛋白活性的成分，是高血压患者的上好食物。

6. 荠菜 荠菜具有较好的清热解毒平肝降压的作用。常食用新鲜荠菜，对预防高血压的发生也有一定的作用。

7. 西瓜 近期研究表明，西瓜的汁液几乎包罗了人体所需要的各种营养成分，西瓜所含有的糖、盐类和蛋白酶有治疗肾炎和降低血压的作用。

8. 苹果 苹果含有多种维生素(如维生素 A、B 族维生素、维生素 C 等)，并含有丰富的钾，能促进体内过剩钠的排泄。因此，常吃苹果或饮苹果汁，对高血压患者有益。

9. 山楂 现代医学认为，山楂对心血管系统的疾病有医疗作用。用于治疗高血压、冠心病、高脂血症等都获得了明显效果。

10. 香蕉 香蕉具有降压作用，高血压患者常吃有益。

四、营养与糖尿病

糖尿病是由于体内胰岛素分泌绝对或相对不足，或外周组织对胰岛素不敏感而引起的，是以糖代谢紊乱为主，同时伴有脂肪、蛋白质、水及电解质等多种代谢紊乱的全身性疾病。其由于胰岛素的不足，机体对葡萄糖的代谢氧化作用降低，造成血糖升高。血糖的升高使肾小球滤过的葡萄糖增多，超过了肾脏近曲小管的重吸收能力，尿液中就会含有葡萄糖，因此称为糖尿病。患者表现出多饮、多食、多尿、体力和体重减少的“三多一少”症状，发展下去可发生眼、肾、脑、心脏等重要器官及神经、皮肤等组织的并发症。目前，糖尿病已成为世界上所有国家的主要社会公共卫生问题，它与肥胖、高血压、高血脂共同构成影响人类健康的四大危险因素。

糖尿病并非是单一的病症，而是由多种病因和致病机制构成的一组疾病，包括遗传因素、生理病理因素、膳食因素和社会环境因素等。其中，遗传因素的影响最大，即糖尿病具有较明显的家族遗传易感性，但膳食结构对糖尿病发病率的影响也不容忽视。

（一）糖尿病膳食营养

1. 能量与糖尿病 能量过剩引起的肥胖是糖尿病的主要诱发因素之一。肥胖者由于饮食过量，血液中分泌的胰岛素大增，诱导反馈作用的发生，位于细胞表面的胰岛素受体减少，使得过量的胰岛素无法与受体结合发挥作用而滞留于血液中，造成所谓的胰岛素阻抗（即在某种血浆中胰岛素水平下，肌肉对葡萄糖的摄取减少）及血中胰岛素过多现象。当体内出现胰岛素阻抗及血中胰岛素过多时，血糖升高因而刺激胰腺产生更多的胰岛素，以促使血糖正常化，但当胰腺不堪长期负荷而衰竭时，则会出现胰岛素分泌不足而导致糖尿病。

2. 糖类与糖尿病 当一次进食大量糖类物质时，血清葡萄糖浓度迅速上升，胰岛素分泌增加，促进葡萄糖的氧化分解，从而维持血糖浓度的相对平衡。多余的葡萄糖以糖原的形式储存或转化为脂肪储存。当血糖水平长期处于较高状态而需要更多的胰岛素，或伴有肥胖等导致机体对胰岛素不敏感时，机体则需要分泌大量的胰岛素以维持血糖的正常水平，由此加重了胰腺的负担，使胰腺因过度刺激而出现病理变化和功能障碍，导致胰岛素分泌的绝对或相对不足，最终出现糖尿病。

糖尿病的主要诊断依据是血糖值的升高。食物中糖类的组成不同，血糖升高幅度也不同，其影响程度可用血糖指数（glycemic index，GI）来衡量，血糖指数越低的食物对血糖升高的影响越小。

$$\text{血糖指数}=\frac{\text{食物餐后 2 小时血浆葡萄糖曲线下总面积}}{\text{等量葡萄糖餐后 2 小时血浆葡萄糖曲线下面积}}\times 100$$

一般情况下，小分子糖类，如单糖和双糖血糖指数较大，而高分子糖类（如淀粉和膳食纤维）的血糖指数则较小，但其种类不同、结构不同，对血糖升高的影响程度也不同。以淀粉为例，直链淀粉为线性结构，易于老化而形成难以消化的抗性淀粉，对血糖和胰岛素引起的反应较慢，作用较弱；支链淀粉为枝杈状结构，易糊化，消化率高，容易使血糖和胰岛素水平明显升高。膳食纤维不能被人体消化吸收，同时水溶性膳食纤维能够吸水膨胀，吸附并延缓糖类在消化道的吸收，减弱餐后血糖的急剧升高，有助于患者的血糖控制。不溶性膳食纤维能促进肠蠕动，加快食物通过肠道，减少吸收，具有间接缓解餐后血糖升高的作用。另外，有些植物多糖，如灵芝多糖、枸杞多糖、菊花多糖、魔芋多糖等都有一定的降糖作用。

3. 脂肪与糖尿病 研究证明高脂膳食容易诱发糖尿病，原因为多方面。例如，在骨骼肌内，脂肪酸和葡萄糖的利用存在一定程度的竞争作用，如果游离脂肪酸的浓度较高，肌肉摄取脂肪酸进行氧化供能的作用则增强，从而使葡萄糖的利用减少而导致血糖升高；脂肪的氧化分解需要消耗大量葡萄糖分解的中间产物，从而阻断了葡萄糖的彻底氧化分解，也会使血糖浓度上升。此外，高脂膳食必然导致饱和脂肪酸和胆固醇的过量摄取，并容易引起肥胖，从而导致糖尿病慢性并发症如冠心病的发生。

4. 蛋白质与糖尿病 目前还无确切的证据表明膳食蛋白质含量与糖尿病发病的直接关系，但在植物性食品中，存在一类具有降糖作用的氨基酸，这些氨基酸的特点是在体内不参与蛋白质的合成，而是以游离的形式调节糖的代谢，从而起到降血糖的作用。

5. 维生素与糖尿病 糖尿病患者由于体内代谢过程的变化，容易造成维生素的缺乏，因此，维生素与糖尿病的关系主要为充足的维生素摄入有利于预防糖尿病并发症的发生。如足量的维生素 C 可防止血管性并发症的发生，B族维生素可防止外周神经炎并发症，维生素A与胡萝卜素则可延缓糖尿病患者的眼部损伤，而维生素K及维生素B_{12}具有一定的降糖作用。

6. 微量元素与糖尿病 微量元素与糖尿病之间的关系目前还缺乏深入、系统的研究，但普遍认为，三价铬是葡萄糖耐量因子的组成成分，是胰岛素的辅助因子，能增加周围组织对胰岛素的敏感性，使糖类的氧化分解加速而起到降低血糖的作用。另外，有些研究表明，锌、镁和锂对胰岛素的合成与分泌、周围组织对胰岛素的敏感性等方面也有一定的影响，从而对糖尿病及其并发症有一定的防治作用。

(二)糖尿病患者的合理饮食

糖尿病是中老年人的常见病，不管是初患糖尿病还是有相当病史的患者，饮食控制都是糖尿病治疗的根本措施，通过饮食治疗，可以达到以下目的：①保持健康的体重。②维持营养平衡。③控制血糖。中老年及体胖的轻型病例，有时单用饮食控制即可达到治愈目的。

针对与糖尿病发病有关的营养因素，糖尿病饮食疗法的基本原则应为“在规定的热量范围内，获得营养平衡的饮食”。但在具体实施过程中，不同的个体存在一定的差异，即不同个体合理的饮食结构是不同的。在制定糖尿病患者的合理膳食时，应注意以下几点。

1. 视病情轻重制定节食方案 轻型病人往往肥胖，适当节制饮食是主要疗法。采取低热量饮食，每日用三餐者，膳食热量的分配按早1/5、午2/5、晚2/5的比例安排食物量；有条件采用少量多餐制者，更有利于减轻每次进餐的糖负荷。中型和重型病人在药物治疗的同时，也要注意饮食节制。每日主粮和副食的摄入量应按医生的规定，并要相对固定，以免引起血糖波动太大使尿糖不易控制，甚至出现低血糖反应。

2. 禁止食用含糖量高的甜食 糖和甜食,应列为不吃之列。水果中由于含低分子糖类较多,因此要视病情而定,病情不稳定时或严重时不吃,控制得较好时,可少量吃,且要观察对尿糖血糖的影响,明显增高时,最好不吃。烟、酒等辛辣刺激品也应停用。

3. 坚持低糖、低脂、正常蛋白质的饮食原则 饮食控制,应通过合理计算。一般普通糖尿病患者每日主食(糖类)供应量 250～400 克,副食中蛋白质 30～40 克、脂肪 50 克左右。肥胖型糖尿病患者每日主食控制在 150～250 克、脂肪 25 克、蛋白质 30～60 克。高蛋白饮食适于长期患消耗性疾病的糖尿病患者,每日主副食蛋白质总量不低于 100 克。注射胰岛素的病人,主食可放宽到 450～1 000 克,其他副食酌情供应。

4. 摸索出进餐与血糖、尿糖变化的规律 摸索自己进餐与血糖、尤其是尿糖变化之间的规律,对于稳定病情,指导用药,有着十分重要的意义。这一点主要是靠患者在病变过程中自己留心观察。

另外,饮食还要与体力活动相适应,与药物治疗相配合。发现血糖、尿糖增多,则饮食要适当减少和控制;如果活动量增加,主食可适当增加;如果休息卧床,主食适当减量;胰岛素用量较大的,两餐间或晚睡前应加餐,以防止低血糖发生。总之,是以适当的饮食变动,求得病情的稳定,维持和恢复胰岛功能,促进糖尿病早日痊愈。

五、营养与动脉粥样硬化

动脉粥样硬化是发生在动脉血管壁的病变,开始先有内膜增厚、脂质沉积、细胞浸润、中膜平滑肌细胞向管腔转移和增殖,继而细胞外基质增生和出现泡沫细胞,使动脉壁变成糜粥样结构,终至发生破裂或血栓形成，导致管腔阻塞和供血障碍。若发生于心脏冠状动脉则呈现冠心病的系列症状，发生在脑血管则呈现脑血管病的许多症状。

有关发生动脉粥样硬化的确切原因目前尚未完全清楚，但是在许多危险因素中除了家族史、性别、年龄、肥胖、吸烟和缺乏体力活动等危险因素外，膳食营养因素也极为重要。

(一)膳食营养与动脉粥样硬化

1. 脂类与动脉粥样硬化 血浆中的脂类，主要有胆固醇(包括游离胆固醇和胆固醇酯)、三酰甘油和磷脂，此外，还有少量的游离脂肪酸，以及脂溶性维生素和固醇类激素等。

血浆中的脂类除游离脂肪酸外，不能游离存在，它们必须与某些蛋白质结合成脂蛋白大分子，方能循环于血液之中。脂蛋白主要有4种，用超速离心法可分为乳糜微粒、极低密度脂蛋白(VLDL)、低密度脂蛋白(LDL)和高密度脂蛋白(HDL)。这4种脂蛋白的物理性质、化学组成、代谢特点及其与动脉粥样硬化的关系各不一样。研究表明，胆固醇、乳糜微粒(三酰甘油)和LDL为致动脉粥样硬化因素，而HDL则为抗动脉粥样硬化因素。因此，降低血浆的总胆固醇、LDL、三酰甘油和升高血浆HDL是防止动脉粥样硬化的有效措施。

膳食脂类的种类及摄入量不同，则血浆中脂类的存在形式也不同，与动脉粥样硬化的关系也不同。

(1)膳食脂肪的影响：在日常饮食中摄入过多的膳食脂肪会增加动脉粥样硬化发生的危险。中国营养协会推荐的膳食脂肪摄入量为膳食总能量的20%～30%。但是研究还表明，血胆固醇浓度还与摄入的膳食脂肪的种类有关，更准确地说是与膳食脂肪中的脂肪酸种类有关。

①饱和脂肪酸的摄入量。饱和脂肪酸高的膳食脂肪一般会导致血胆固醇浓度上升，但并不是所有的饱和脂肪酸都具有升高血胆固醇含量的作用。小于10个碳原子的短链脂肪酸和大于18个碳原子的硬脂酸对血胆固醇的浓度影响很小。而肉桂酸、豆蔻酸和棕榈酸具有升高血脂的作用。因此，世界卫生组织和中国营养学会均建议，饱和脂肪酸在膳食中含量不能超过1/3，即饱和脂肪的摄入量少于膳食总能量的10%。

②单不饱和脂肪酸的摄入量。单不饱和脂肪酸是指碳链上含有1个双键的脂肪酸，如油酸等，不会造成血胆固醇的浓度升高，而且可以降低LDL而不降低HDL，或使LDL下降较多而HDL下降较少。中国营养学会建议单不饱和脂肪的摄入量占摄入总能量的10%左右。

③多不饱和脂肪酸的摄入量。多不饱和脂肪酸是指碳链上含有2个以上双键的一类脂肪酸，如亚油酸、亚麻酸、花生四烯酸、EPA和DHA等。通常ω-6系列多不饱和脂肪酸是导致血胆固醇浓度下降的主要脂肪酸。而ω-3系列多不饱和脂肪酸除能降低血浆胆固醇含量外，同时可降低血浆三酰甘油的含量，并且升高HDL水平。

④反式脂肪酸的摄入量。在将液态的植物油氢化制成人造黄油的生产过程中会产生反式脂肪酸。研究表明，反式脂肪酸不仅能增加LDL，同时还引起HDL降低。经常摄入反式脂肪酸将增加患心血管疾病的危险。

(2)膳食胆固醇的影响：通常认为，膳食胆固醇摄入量与动脉粥样硬化的发病率呈正相关性，即胆固醇摄入越多，动脉粥样硬化的危险性也就越大。

(3)膳食磷脂的影响：磷脂是一种强乳化剂，可使血液中胆固醇颗粒变小，易于透过血管壁为组织利用，使血浆胆固醇浓度减少，避免胆固醇在血管壁的沉积，有利于防治动脉粥样硬化。另外，磷脂，主要是卵磷脂，还可使胆固醇转化为胆固醇酯，酯化的胆固醇不易在血管壁沉积，且容易被代谢而排出体外，从而对动脉粥样硬化也能起到一定的防治作用。

2. 能量与动脉粥样硬化 长期摄入过量能量会导致人体肥胖，而肥胖者体内血浆胆固醇水平和三酰甘油水平都会升高，不利于动脉粥样硬化的防治。

3. 糖类与动脉粥样硬化 膳食中糖类，特别是可被机体吸收利用的糖类摄入过多，易造成人体能量摄入过多，而过多的能量则以脂肪的形式储存在体内，导致血浆三酰甘油水平上升。但膳食纤维能够降低胆固醇和胆酸的吸收，具有降低血脂的作用。

4. 蛋白质与动脉粥样硬化 蛋白质与动脉粥样硬化的关系尚未完全阐明。在动物实验中发现，高动物性蛋白膳食可促进动脉粥样硬化的形成，原因为高动物性蛋白的摄入必然导致饱和脂肪酸和胆固醇的过多摄入。而植物性蛋白质，特别是大豆蛋白则有利于降低血清胆固醇而预防动脉粥样硬化的发生。

5. 维生素与动脉粥样硬化

(1)维生素 E：维生素 E 具有抗氧化作用，可以防止过氧化脂质的形成，保护细胞膜的完整性，防止血管内皮的损伤，抑制血小板聚集，从而起到防止动脉粥样硬化的作用。另外，维生素 E 还可以促进胆固醇酯化反应的进行，减少胆固醇在血管壁上的沉积，也可起到防止动脉粥样硬化的作用。

(2)维生素 C：一般认为维生素 C 可降低血清胆固醇水平，缓解动脉粥样硬化。原因可能为一方面维生素 C 可以促进胆固醇转化成胆酸，加快胆固醇的代谢；另一方面，维生素 C 可以维护血管壁的弹性和韧性，减缓动脉粥样硬化对人体的损伤。

(3)其他维生素：血浆同型半胱氨酸是动脉粥样硬化的独立危险因素。叶酸、维生素 B_{12}、维生素 B_6 作为辅酶，可促进同型半胱氨酸转变成蛋氨酸和胱氨酸，降低同型半胱氨酸对血管的损伤。烟酸在药用剂量下有降低血清胆固醇和三酰甘油、升高 HDL、促进末梢血管扩张等作用，对防治动脉粥样硬化有一定的作用。

6. 无机盐与动脉粥样硬化 多数研究者认为，膳食中无机盐的含量与动脉粥样硬化的发病呈现一定的相关性。一般情况下，足量的镁、钙、铬、铜、碘、硒等有利于防止动脉粥样硬化，而钠、锌和铁则会促进动脉粥样硬化的发生。另外，膳食中锌/铜比例提高时可使血清胆固醇水平提高，对动脉粥样硬化的防治不利。

(二)动脉粥样硬化的饮食防治原则

针对膳食不同营养素对动脉粥样硬化发生率的影响不同，其饮食防治原则应为：①控制总能量摄入量，保持理想体重。②限制饱和脂肪和胆固醇的摄入量，适当增加不饱和脂肪酸的摄入量。③少吃甜食，多吃膳食纤维含量高的食品。④降低动物性蛋白质的摄入，提高植物性蛋白质，特别是大豆蛋白质的摄入。⑤保证维生素和无机盐的摄入。⑥减少食盐的摄入量。⑦如饮酒，应限量。

(三)常食用的降脂食物

1. 牛奶 牛奶含有丰富的乳清酸和钙质，既能抑制胆固醇沉积于动脉血管壁，又能抑制人体内胆固醇合成酶的活性，减少胆固醇产生。

2. 葡萄 葡萄、葡萄汁与葡萄酒一样含有白藜芦醇，这是能降低胆固醇的天然物质。动物实验也证明，它能使胆固醇降低，还能抑制血小板聚集，所以葡萄是高脂血症患者最好的食品之一。

3. 苹果 苹果因富含果胶、纤维素和维生素C，有非常好的降脂作用。如果每天吃2个苹果，坚持1个月，大多数人血液中的低密度脂蛋白会降低，而对心血管有益的高密度脂蛋白会升高。

4. 大蒜 大蒜是含硫化合物的混合物，可以减少血中胆固醇，并能阻止血栓形成，有助于增加高密度脂蛋白。

5. 韭菜 韭菜除了含钙、磷、糖、蛋白质、维生素A、维生素C外，还含有胡萝卜素和大量的纤维素等，能增强胃肠蠕动，有很好的通便作用，能排除肠道中多余的脂肪。

6. 洋葱 洋葱含前列腺素A，有舒张血管、降低血压的功能。洋葱还含有烯丙基三硫化合物及少量含硫氨基酸，除了降血脂外，还可预防动脉硬化。

7. 香菇 香菇能明显降低血清中的胆固醇、三酰甘油及低密度脂蛋白，经常食用可使身体内高密度脂蛋白相对增高。

8. 冬瓜 经常食用冬瓜，能去除身体多余的脂肪和水分，起到减肥作用。

9. 胡萝卜 胡萝卜富含果胶酸钙，与胆汁酸混合后从粪便排出。产生胆汁酸需要消耗血液中的胆固醇，从而促使血液中的胆固醇含量降低。

10. 海带 海带富含牛磺酸、食物纤维藻酸，可降低血脂及胆汁中的胆固醇。

11. 燕麦 燕麦含有丰富的亚油酸和皂苷素等，可防治动脉粥样硬化。

12. 玉米 玉米含有丰富的钙、磷、硒、卵磷脂、维生素E等，均具有降低血清胆固醇的作用。

13. 牡蛎 牡蛎富含微量元素锌及牛磺酸等，尤其是牛磺酸可以促进胆固醇分解，有助于降低血脂水平。

另外，其他富含纤维素、果胶及维生素C的新鲜绿色蔬菜、水果和海藻，诸如芹菜、青椒、山楂、鲜枣、柑橘，以及紫菜、螺旋藻等，均具有良好的降脂作用。

六、营养与肥胖

肥胖已成了人类的流行病，医学界已将其归为营养失调症列入了病理学范畴。世界卫生组织提供的数据表明，全球每年约有100万人因饮食不当而加入肥胖者的行列。在很多欧洲国家，每3个成年人中就有1个肥胖者，其中以德国、英国、比利时、荷兰、卢森堡等最为严重。由于体重超标可诱发心脏病、糖尿病、高血压和胆结石等多种疾病，肥胖人群患糖尿病、肝硬化、脑卒中的死亡率为正常人的5倍、4倍和3倍。因此，肥胖已经成为困扰现代人的流行病。2002年2月15日，《中国青年报》以"肥胖已成为中国公害"为题的文章指出："根据刚成立的中国疾病控制中心提供的资料，我国20岁以上人口中，超重者不低于2.4亿人，肥胖者已达3 000万人以上。"卫生部公布的一份调查报告披露，在7～18岁的青少年中，有10%的男孩和5%的女孩过度肥胖，比1995年增加了1倍。肥胖已严重危害青少年的身心健康。

众所周知，肥胖是现代"文明病"的特征性疾病，治疗肥胖比治疗营养不良更加困难，肥胖还是高血压、糖尿病、冠心病、高脂血症等成年期疾病的主要来源。

(一)肥胖的定义及诊断

1.肥胖的定义 肥胖是指人体脂肪的过量储存，表现为脂肪细胞增多和(或)细胞体积增大，即全身脂肪组织块增大，与其他组织失去正常比例的一种状态。常表现为体重超过了相应身高所确定的标准值20%以上。

从肥胖的定义可以看出，肥胖是与人体中脂肪量密切相关的，脂肪量的多少是肥胖的主要表征。因此，虽然肥胖常表现为体重超过标准体重，但超体重不一定全都是肥胖。如果机体肌肉组织和骨骼特别发达，也会使体重超重，但这种情况并不属于肥胖。

2. 肥胖的诊断

(1)体质指数：针对肥胖的定义，已建立了许多诊断或判定肥胖的标准和方法。但目前被国际上广泛采用的是用世界卫生组织推荐的体质指数来进行判定。其计算公式为：

体质指数(BMⅠ)＝体重(千克)÷身高(米)^2

世界卫生组织根据正常人的BMI值分布及BMI值与心血管疾病发病率的关系来划分，即BMI＜18.5为慢性营养不良，BMI＝18.5～24.9为正常，BMI＝25～29.9为超重，BMI＝30.0～34.9为Ⅰ级肥胖，BMI＝35.0～39.9为Ⅱ级肥胖，BMI≥40.0为Ⅲ级肥胖。

对于不同的人种，同样的BMI可能代表的肥胖程度不一样。包括中国在内的亚洲地区的BMI水平在整体上低于欧洲国家，但据多项研究表明，亚洲人在较低的BMI水平时已经存在心血管疾病发病率高的危险。也就是说，中国人在BMI低于25时，患高血压的危险性就开始增加。

(2)腰围：腰围也是肥胖的一个重要的判定指标。欧洲最大的营养学院英国罗威研究院院长詹姆斯教授认为“一个人的腰围能显示出他患糖尿病、高血压和胆固醇过高的可能性。腰围94厘米以上者，患病率比别人高1倍；超过100厘米者，危险性要高5倍。”有些国家，腰围已经取代身高和体重的比例，成为衡量健康的关键因素之一。

医学上把肥胖身材分为苹果形和梨形。前者腰腹部过粗，后者臀部及大腿脂肪过多。测定方法是腰围除以臀围，如果大于1(女性大于0.9)则为苹果形；如果小于0.8(女性小于0.7)则为梨形。由于腹部脂肪比其他部位的脂肪新陈代谢活跃，更易进入血液系统，可导致高血压、高脂血症，即所谓肥胖病。

(二)肥胖的根本原因

肥胖的起因是非常复杂的，它包括膳食因素、社会环境因素、遗传因素，以及行为心理因素等。

1. 遗传因素 遗传因素对肥胖的影响表现在两个方面：其一是遗传因素起决定性作用，从而导致一种罕见的畸形肥胖，现已证明其第15号染色体有缺陷；其二是遗传物质与环境因素相互作用而导致肥胖。目前研究较多的是后一种情况，并已发现有近20种基因突变与肥胖有关，但这些基因对人类肥胖的作用还有待于进一步证实。

2. 膳食因素 肥胖是一种营养素不平衡的表现，当能量摄入超过能量消耗时，多余的能量会被转化为脂肪储存在体内，久而久之而导致肥胖。在胚胎期，孕妇不合理的膳食、出生后不正当的喂养方式、偏食、食量大、喜吃零食甜食等不良的饮食习惯，都可能是造成肥胖的原因。另外，高能量的西式快餐及动物性食品中残留的各种激素也对肥胖症的发生起到了一定的促进作用。

3. 社会因素 随着经济的发展，人民生活水平不断提高，饮食结构也发生了很大变化，动物性食品、脂肪等高能量食品摄入明显增加；同时，劳动条件、交通条件和休闲娱乐条件也发生了很大变化，这些变化都使得人们的能量消耗大为减少。而能量摄入增多、消耗减少的必然结果就是肥胖的产生。

4. 行为心理因素 从心理上，人们往往喜欢较胖的婴幼儿，这就为肥胖儿的出现提供了社会心理环境。但这些肥胖儿稍大以后，又往往受到歧视和嘲笑，使他们不愿参加集体活动，反而以进食来获得安慰，进一步加重了肥胖。由此可见，肥胖导致心理、行为问题，而心理、行为问题又促进肥胖，两者相互促进，相互加强，形成恶性循环。

（三）肥胖的危害

肥胖被预测为21世纪的流行病和人类健康的第一杀手。肥胖患者由于各种原因引起的总死亡率较高。据一项涉及75万人的大规模调查研究发现，在体重超出平均水平40%的人群中，死亡的危险度增加了1.9倍。肥胖对心理和社会就业等的损害目前已引起广大专家的注意。

1. 心、脑血管疾病 心、脑血管疾病包括高血压、冠心病和脑卒中等。肥胖者容易产生一系列促进心血管疾病的危险因素，包括高血压、高胆固醇血症和葡萄糖耐量异常。中心性肥胖（以腹部肥胖为主）者要比臀部和大腿肥胖者具有更高的危险性。值得警惕的是，只比平均体重超重10%时，冠心病的死亡率就开始增加。

2. 糖尿病 不论是对动物的实验还是对人群的流行病研究，都显示肥胖与发生非胰岛素依赖性糖尿病（也称为2型糖尿病）有很大关系。在轻、中、重度肥胖者中发生2型糖尿病的危险性分别是正常体重者的2倍、5倍和10倍，并且肥胖持续的时间越长，发生2型糖尿病的危险性越高。

3. 癌症 国内外许多研究发现，超重和肥胖与内分泌有关的一些癌症和胃肠道癌症的发病率存在正相关性，尤其是绝经后女性肥胖者的乳腺癌、子宫内膜癌和结肠癌患病率增加。

4. 胆囊疾病 肥胖者中，胆结石的患病率是非肥胖者的4倍，腹部脂肪堆积者的危险性更大。肥胖者的胆汁过度饱和与胆囊活动减少是胆结石形成的原因。胆结石患者的胆囊感染率增加，肥胖者中急性和慢性胆囊炎比正常人更常见，胆结石还容易引起胆绞痛和急性胰腺炎。

5. 功能损害 肥胖者易患骨关节炎和痛风。肥胖的妇女在中年或在绝经后发生膝关节疼痛，即痛性肥胖性关节炎。专家认为，这与饮食因素、肥胖引起的代谢变化和负重增加有关。痛风与高尿酸血症直接相关。

肥胖引起的呼吸受阻是由于过多脂肪堆积在肋骨间和肋骨周围、腹部、隔膜，从而使胸壁比较僵硬，躺下时呼吸困难就更明显。因此，肥胖者常发生低氧血症。肥胖者打鼾是呼吸不通畅的一种表现。

6. 内分泌及代谢紊乱 最近的研究揭示，脂肪细胞不仅仅储存脂肪，还有内分泌细胞的功能，同时也是许多激素的作用对象，尤其是中心性肥胖者的激素水平有很大变化。中度肥胖妇女易患多囊性卵巢综合征，从而引起生殖功能紊乱。

（四）肥胖的预防和治疗

肥胖的预防比治疗更重要而且更有效。关于预防措施，首要的任务是在公众中宣传肥胖对人类健康的危害，并教育、指导居民养成良好的饮食习惯，纠正不良饮食习惯、生活习惯，多参加户外活动和体育锻炼。由于肥胖大多是由于膳食因素所形成的，因此，从理论上讲应该是可以预防的，但需要耐心和毅力，长期坚持才有效。

肥胖治疗原则是达到能量负平衡，促进脂肪分解。其最有效的方法就是调整饮食结构和坚持运动。

1. 膳食调整的原则

(1)控制总能量摄入量：限制每天的食物摄入量和摄入食物的种类，以便减少摄入的能量。但减少能量摄入必须以保证人体能从事正常的活动为原则，一般成人每天摄入能量控制在4 184千焦(1 000千卡)左右，最低不应低于3 347.2千焦(800千卡)。否则会影响正常活动，甚至会对机体造成损害。

(2)适当的产能营养素比例：正常平衡膳食的三大营养素分配比例是蛋白质占总能量的11%～14%，脂肪占20%～25%，糖类占55%～60%，而肥胖饮食治疗的三大营养素分配原则是蛋白质占总热能的25%，脂肪占15%，糖类占60%。另外，减少食物摄入量和种类，但应注意保证蛋白质、维生素、无机盐和微量元素的摄入量，达到推荐供给量标准，以便满足机体正常生理需要。因此，在选择食物上，应多吃瘦肉、奶、水果、蔬菜和谷类食物，少吃肥肉等油脂含量高的食物，一日三餐食物总摄入量应控制在500克以内。

膳食纤维是非能源的营养素，并可以使人产生饱腹感。因此，富含膳食纤维的食品是既能让人吃饱，又不会使人发胖的理想减肥食品。

(3)改变饮食习惯：为了达到减肥目的，还应改掉不良的饮食习惯，如暴饮暴食、吃零食、偏食等。另外，进餐的时间也非常重要。高能量的食物只在早餐时食用，上午体力活动较多，人体代谢旺盛，促进能量消耗的激素分泌也较多，食物中的能量不易转化成脂肪沉积。晚餐则要注意控制，多吃些蔬菜、豆制品，因为晚上活动量小，促进能量产生的激素分泌较少。

合理的膳食调整和控制能量摄入是预防和控制肥胖的基本措施，只要持之以恒，长期坚持，定能收到良好效果。

2. 适量运动 控制饮食只是减肥措施的一个方面，增加运动量也非常重要。告别懒惰的习惯，以步代车、不乘电梯、多做家务等都是消耗能量的好办法。并且运动和节食并用，会取得更有效的减肥效果。

第五章　供给充足营养的有效途径

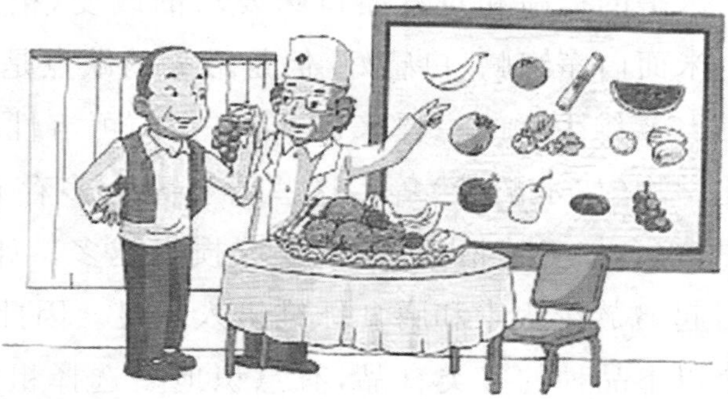

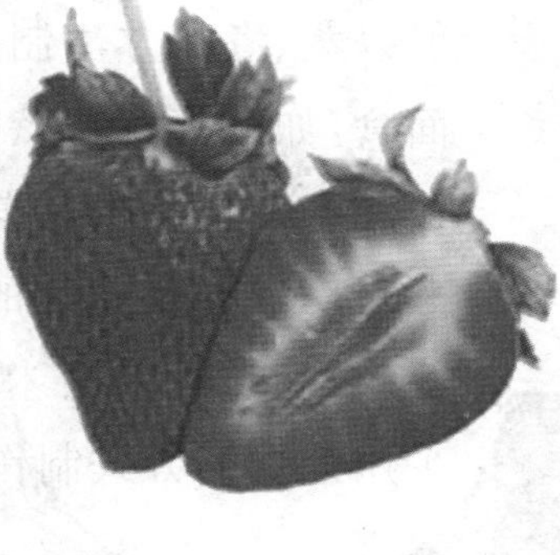

一、保证食物的质量

食物质量直接关系到食物的营养价值，所以在选择食物时，应确保食物营养价值达到最高。

（一）如何选择和制作谷类食物

在选择和制作谷类食物时首先要多样化，粗细粮搭配。随着生活水平的提高和对食品口味要求的改变，粮食加工越来越精细。精制米面白净细腻、口感好，但是最大的缺点是营养损失多。谷类食品是B族维生素的主要来源，含丰富的可溶性膳食纤维、无机盐、植物化学物（如木酚素）等。这些营养素大多存在于米面的皮层和谷胚中，粮食加工越精细，营养成分损失越多。如果长期吃精白米面，会引起B族维生素和膳食纤维摄入不足。因此老年人每天应该选择2个以上品种的谷类食品，有意识地多选择粗杂粮，做到粗细搭配，保证营养均衡。

合理制作米面食品，不要过度淘米，如果反复搓洗，不仅除不掉米粒中的杂质，还会使米粒外层的营养素丢失很多。大米和杂粮一般以蒸、煮的方法制成饭和粥。面粉一般用蒸、烤、烙的方法制作成面食，如馒头、面条、饺子、面饼等。老年人咀嚼和消化能力减弱，米饭和各种面食要松软易消化，不要用捞饭方式煮饭（即弃米汤后再蒸），以减少营养素的损失。煮粥不要加碱，发面时最好用酵母而不要用小苏打，因为米面中的B族维生素在碱性环境中极易被破坏。少用油炸的方式制作食物，如油条、炸糕、麻花等，以保护谷类中的营养素。

(二)如何选食蔬菜

1. 吃多种蔬菜 保证每餐要有1～2种蔬菜,1周内吃到尽可能多类的蔬菜。要求每天吃蔬菜300克～500克,最好深色蔬菜约占一半。不同颜色的蔬菜、水果要经常轮换、搭配食用,蔬菜烹调时间要短,少用油盐。

2. 多吃深色蔬菜 深绿色、深红色、橘红色、紫红色蔬菜微量营养素密度高,富含胡萝卜素尤其β-胡萝卜素,还含有其他类胡萝卜素和多种植物化学物等,它们赋予蔬菜特殊的感官性状,不仅可以促进食欲,还有清除氧自由基、抗氧化损伤、抗肿瘤等作用。

3. 多吃十字花科和葱蒜属类蔬菜 十字花科蔬菜含有植物活性物质异硫氰酸酯,葱蒜属类(葱、蒜、韭菜、洋葱等)含有硫化合物及重要的抑癌成分。十字花科蔬菜有白菜类,如小白菜、菜心、大白菜、紫菜薹、红菜薹等;甘蓝类,如椰菜、椰菜花、芥蓝、青花菜、球茎甘蓝等;芥菜类,如叶芥菜、茎芥菜、根芥菜(大头菜)等;还有萝卜类。

4. 多吃菌藻类食物 木耳、香菇、蘑菇、银耳、紫菜等菌藻类食物富含植物多糖,它们具有抗氧化、抑制肿瘤的作用,在海产菌藻类(如紫菜、海带)中还富含碘。

5. 吃全蔬菜 不同部位的蔬菜营养价值相差很大。同一蔬菜中叶部的胡萝卜素、维生素B_2和维生素C含量比根茎部高出数倍至十倍以上;蔬菜外部的膳食纤维含量高于菜心。因此,不要扔掉莴笋叶、芹菜叶、萝卜缨、茄子皮、土豆皮、藕皮等部位。

6. 尽量食用新鲜蔬菜 蔬菜尽可能趁新鲜食用,现做现食,保存时间不要过长。如果一定要保存,就冷藏起来,避免因储存时间过久造成营养物质丢失。另外,如蔬菜储存过久可能产生亚硝酸盐,发芽土豆产生龙葵素等有害物质。

7. 少吃腌制蔬菜 蔬菜在腌制过程中不仅营养成分会有流失，而且在某种条件下可能产生大量的亚硝酸盐，少吃腌制蔬菜可减少钠和亚硝酸盐的摄入量。

8. 采用适宜的烹调方式 蔬菜应先洗后切，急火快炒、沸汤下菜、现炒现食。对牙齿不好的老年人，可将蔬菜切碎，制成蔬菜浆或蔬菜泥，以适合其牙齿和胃肠功能。

（三）如何选食水果

1. 选择不同的水果 每天选择2～3种不同品种的水果200克～400克，注意选择深红色、深黄色水果，如鲜枣、柑橘、柿子，杏、山楂、芒果、草莓等，还可适当选择野果，如猕猴桃、刺梨、沙棘、黑加仑等，这些水果富含胡萝卜素、维生素C、叶酸等维生素。但老年人不宜一次进食大量水果，以避免引起血糖升高和胃肠不适，可采用“少量多次”的吃法。

2. 多选新鲜、成熟的水果 它们所含的营养成分一般比未成熟水果高，比放置过久的水果更安全。

3. 巧食水果 牙齿不好的老年人，吃水果时，可切成薄块，一口一块便于食用；也可捣碎制成水果泥或水果汁，现做现用；消化不好者可将水果煮熟食用。

4. 掌握吃水果的时间 应视个人习惯、是否方便、吃后感觉舒服等情况而定。餐前吃水果有利于控制进食总量，避免能量摄入过多，保持健康体重；也可选在餐后和两餐之间食用。

5. 注意吃水果宜与忌 西瓜富含水分，夏季食用有解暑之功效。柿子不宜空腹食用，因其含鞣酸及柿胶酚，遇胃酸即凝固成块，形成“柿石”，易导致胃结石。

6. 不要吃腐烂霉变水果 应选择表皮色泽光亮、新鲜、有香味的水果。若水果略有破损，应去除破损处及其周围超过 3～4 厘米处的部分，腐烂的水果不能吃。

（四）如何选用牛奶和奶制品

1. 选用多种奶或奶制品 老年人每日饮奶品种多些，可采用多种组合方式。例如，鲜牛奶 150 克～200 克和酸奶 150 克，全脂牛奶粉25 克～30 克和酸奶 150 克，鲜牛奶 150 克～200 克和奶酪 20 克。

2. 喝低脂或脱脂牛奶 高脂血症是心血管疾病、糖尿病、痛风、肥胖等老年人易患慢性疾病的危险因素，喝低脂或脱脂牛奶可减少脂肪的摄入量，有利于这些疾病的预防。

3. 适量喝牛奶 即使血脂正常的健康人，如果每天鲜牛奶的摄入量超过 300 克，或全脂奶粉超过 40 克，超过部分也最好以摄入低脂奶或脱脂奶为宜。

4. 搭配喝牛奶 将牛奶与蛋类、豆类、肉类、谷类等食物搭配食用，可减缓乳糖的吸收。

5. 喝牛奶的宜忌 不要和茶水同饮，茶中鞣酸会阻碍牛奶钙的吸收；不要和药同饮，药物与牛奶可能相互作用，降低牛奶的营养价值或降低药效。

（五）如何选择动物性食物

1. 饮食中的营养素不仅要量足质好，而且还要易于消化吸收 鱼、禽、蛋、瘦肉含丰富的蛋白质，其氨基酸组成与人体需要接近，属优质蛋白质，维生素含量较多，特别是脂溶性维生素和 B 族维生素含量丰富，铁、锌等微量元素含量丰富，消化吸收率也很高，有利于老年人的健康。因此，老年人应经常吃些鱼、禽、蛋和瘦肉。

2. 宜将鱼、禽肉作为首选肉类食物 鱼、禽类与畜肉比较，脂肪含量相对较低，不饱和脂肪酸含量较高，特别是鱼类，不仅脂肪含量明显低于畜肉和禽肉，而且海鱼等含有较多的不饱和脂肪酸，并以二十二碳六烯酸(DHA)和二十碳五烯酸(EPA)为主，对预防血脂异常和心脑血管疾病等具有重要作用。因此，老年人宜将鱼、禽肉作为首选。

3. 掌握肉食多样的原则 在畜肉中，瘦肉蛋白质含量高，猪、牛、羊3种里脊肉营养成分和组成各有特点。猪肉虽然脂肪含量较高，但单不饱和脂肪酸的含量较高，维生素 B_1 含量也丰富；牛肉虽然脂肪含量较低，但饱和脂肪酸含量较高；羊肉的胆固醇、硒、钙等含量较多，但其他营养素却不如猪肉和牛肉多。因此，老年人无须刻意选择一种肉食用，而宜掌握肉食多样的原则。

(六)如何选择蛋类

通常人们所说的“土鸡蛋”指的是农家散养的土鸡所生的蛋，而“洋鸡蛋”指的是养鸡场或养鸡专业户用合成饲料养的鸡下的蛋。这两种鸡蛋哪种营养价值更高，目前还有着不少争议。土鸡在自然环境中生长，吃的也都是天然食物，产出的鸡蛋品质自然会好一些。而一般养鸡场生产的鸡蛋，因采用了专门的产蛋鸡种和人工饲料，其营养价值不如土鸡蛋。那么，“土鸡蛋”和“洋鸡蛋”到底有什么区别，哪个营养价值更高呢?

真正意义上的“土鸡”应该是完全放养，没有专门饲料，主要以虫子、蔬菜、野草等为食物。这种鸡营养不均衡，下的蛋个头比较小，壳较厚，蛋黄较大，因为吃绿叶菜较多，蛋黄中的类胡萝卜素含量高，因此蛋黄颜色更深一些。养鸡场里的鸡经过选种，圈养，所吃的饲料都是经过科学配比，营养素含量全面均衡，所产鸡蛋个头比较大，但蛋黄没有"土鸡蛋"大。

从营养素含量进行比较，"土鸡蛋"的脂肪、胆固醇含量较"洋鸡蛋"高，而钙、铁、锌、铜、锰的含量与"洋鸡蛋"相近。鸡场养的鸡所产的"洋鸡蛋"中脂肪和胆固醇较低，可能与其饲料中添加了一定量的膳食纤维有关。"土鸡蛋"和"洋鸡蛋"的营养价值各有所长，人们可根据自己的喜好选择。

（七）如何选择动物油与植物油

我国居民的食用油主要有植物油和动物油两种。有人喜欢吃植物油，也有人喜欢吃动物油。多年来，人们已经比较注意减少摄入含饱和脂肪酸较多的动物油，一般以植物油为主。但也有的人从一个极端走向了另一个极端，除鱼油外膳食中绝对不吃动物油。

动物油是人体饱和脂肪酸的主要来源。饱和脂肪酸不是完全不能吃，而是不宜过多吃，完全没有饱和脂肪酸对人体也无益。饱和脂肪酸除了供应人体的能量外，还可以在体内贮存，保护皮肤健康。另外，动物油中也含有对心血管有益的多烯酸、脂蛋白等，可起到改善大脑动脉营养与结构，抗高血压和预防脑卒中的作用。但动物油中含有较多的胆固醇，对人体健康不利。

植物油含有人体所必需的脂肪酸，但是植物油中的不饱和脂肪酸较高，不饱和脂肪酸的双键打开极易氧化，在体内产生氧化产物，氧化产物再与人体蛋白质结合形成脂褐素，在器官中沉积，会促使人衰老。此外，氧化产物还会影响人体对维生素的吸收，增加乳腺癌、结肠癌的发病率，引起动脉粥样硬化、肝硬化、脑血栓等疾病。所以，患有动脉粥样硬化、高血压、冠心病、糖尿病、肝炎的病人，则宜少吃动物油。

二、正确的烹调方法

烹饪包括主食制作和菜肴烹调两个方面。烹饪是保证膳食质量和提高营养水平的重要环节。各种食物只有合理搭配、合理加工、合理烹调，最大限度地保存食物营养素，使食物营养丰富，色、香、味、形俱佳，易于消化吸收，这样才叫做科学烹饪。因此，正确的烹调方法是保护食物营养的重要手段。

(一)各种烹调方法对营养素含量的影响

1. 煮　此法对消化有帮助。糖类及蛋白质部分发生水解，脂肪则无显著影响，使水溶性B族维生素、维生素C及无机盐的钙、磷溶于水中。据实验证实，一般蔬菜与水同煮20分钟，则30％维生素C被破坏，有30％溶于汤内，其他耐热性不强的如维生素B_1等也会遭破坏。水煮面食(面条、面片、水饺等)有部分蛋白质和无机盐溶入汤内，B族维生素有30％～40％溶于汤内，所以青菜煮面汤的味道好，营养素含量亦高。

2. 炒　急火快炒是较好的烹调方法，凡是用蛋清或湿淀粉上浆拌匀，形成保护薄膜的原料，营养没怎么损失。但干炒法对营养破坏较大，除维生素损失外，蛋白质因受干热而发生变性，会影响消化，降低吸收率。急火快炒可使维生素C的平均保存率为60％～70％。

3. 蒸　对营养素的影响和煮相似，只有部分维生素B_1、维生素C遭受破坏，但无机盐不受损失。例如，蒸馒头，维生素B_1、维生素B_2、维生素PP等的保存率可达80％～90％。

4. 炖　使水溶性维生素和无机盐溶于汤中，仅使部分维生素受到破坏，肌肉蛋白质部分水解。其中肌凝蛋白、肌肽及部分被水解的氨基酸等溶于汤中而呈鲜味。

5. 焖 部分营养素受损失，其损失的多少与焖的时间长短有关。焖的时间越长，B族维生素、维生素C的损失越大。

6. 熘 滑熘方法对营养素的影响不多。经油炸后再熘，因食物外面裹了一层糊，油炸后形成焦脆外壳，能保护营养素不受损失。

7. 煎 此法油量大，温度比煮、炖等方法高，维生素和其他营养素均有损失。

8. 爆 此法的特点是旺火热油、动作快速，再加之食物挂浆，形成薄膜保护，所以营养素损失不大。

9. 烤 有明火烤、暗火烤两种，以明火烤对营养素的破坏较大，使维生素A、B族维生素、维生素C受到较大损失，也会损失部分脂肪；暗火烤营养素损失较少。明火烤还会产生3,4-苯并芘致癌物质。

10. 熏 由于间接加热烟熏，对维生素尤其维生素C损害较大，部分脂肪烟熏也遭受损失，也会有3,4-苯并芘致癌物产生。

11. 炸 由于温度高，对一切营养素都有不同程度的破坏，蛋白质因高温而严重变性，脂肪也因油温高而失去功用，使营养价值降低。例如，炸油条时滚沸的油温高达200℃以上，高温加上面里放的碱，不仅维生素B_1全被破坏，其他营养素也多有损失。

(二)如何保护食物营养成分

要保护食品中的营养成分必须注意如下几点。

1. 主食品制作 从淘米到煮饭、从和面到成熟，每道工序都必须合理操作。烹制米饭要合理淘洗，除去杂质和黄曲霉素，要轻洗搓，减少淘洗次数，因为每淘一次米，维生素B_1就要损失31%，维生素B_2就要损失25%，用水量不可过多，水温不可过高，防止水溶性维生素损失。蒸饭法营养保留多，捞饭损失B族维生素比蒸、焖饭要多40%。米饭焖前先用温水将米浸泡1～2小时，然后再焖，这样可缩短加热成熟时间，减少营养素的损失；在泡米过程中，有一部分营养成分溶于水中，应将泡米的水随米焖，以减少损失。

面食制作用酵母发酵，是家庭最常用的方法，它能促使糖分子分解成乙醇分子和二氧化碳分子，使面团膨胀。发酵制作的面食松软可口，有特殊风味，更重要的是通过发酵酵母菌大量增殖，而增加面团中的B族维生素等，同时还能破坏面粉中的植酸盐，减少了对某些营养消化吸收的不良影响，因而大大提高了食品的营养价值。

2. 副食品制作

(1)要合理洗涤食物：食物洗涤要讲究科学，既要达到食物清洁卫生、除去污物、泥土、杂质的目的，又要在洗涤过程中注意防止营养物质损失；既要洗净，又不要过多冲洗。蔬菜应先洗后切，否则由于切口多，在洗涤时蔬菜营养素流失会更多；如果切后再洗，则不要在水中浸泡，应切后快洗。切后的菜不宜放置过久，否则由于空气的氧化，会使蔬菜中部分维生素损失掉。试验表明，将黄瓜切后放置3小时，其维生素C损失高达40%～50%。因此，不要将含维生素C的食物切得太细，切得越细，与氧的接触面就越大，而氧会破坏维生素C。

(2)蔬菜烹调前不要用沸水烫，更不能挤去菜汁：因为蔬菜中的主要营养物质是水溶性维生素、无机盐和微量元素，沸水烫会使这些营养素溶解在水中而损失掉。但有些蔬菜在炒之前必须先用沸水焯后再烹制，如鲜黄花菜中含有秋水仙碱，如果不经焯烫直接烹制，食后易使人中毒；菠菜、苋菜等含草酸量多，草酸与食物中的钙形成草酸钙，影响钙的吸收，但草酸易溶于水，所以只要把菠菜、苋菜等用沸水焯烫一下，就可除去其中大量草酸和对人体有害的硝酸盐。还有些食物有异味，或为增加食物的色、香、味或为减少食物烹调成熟的时间，也可焯烫处理，如芹菜、菜花等。焯烫时一定要用大火沸水，再放入食物，加热时间宜短，操作宜快，食物在沸水中翻个滚就捞起来，这样可减少维生素的损失。若需挤出菜汁(如做饺子馅)，最好将菜汁做成汤喝，以免营养丢失。

(3)炒菜时应旺火、快炒：因为蔬菜加热到60℃时，维生素就开始被破坏，到70℃被破坏最严重，而到80℃以上时，维生素的破坏率反而下降。其原因是蔬菜中含有些氧化酶，加热后氧化酶易使维生素C破坏，而氧化酶仅在50℃～60℃时的活性最强，当温度达到80℃以上时则活力减弱或被破坏。炒菜用旺火急炒，能使菜避开破坏性最大的温度，这样就能更好地保护蔬菜中的维生素。炖菜时，应等水煮沸后再将菜放入，这样可缩短菜的受热时间，减少维生素的损失，又能减轻蔬菜色泽的改变。煮菜加水也要适量，如果将过多的菜汤倒掉，也会造成营养素的浪费。菜下锅后不要急于放盐，因为从营养角度讲，盐过早入锅，会使食物渗透压增大，使菜内水溶性营养物质过早溶出，从而被氧化和流失。尤其使用碘盐炒菜，更不宜过早放盐，应在菜快要出锅之前放盐，以免因高温而破坏碘。过去也有提出炒菜时应先放盐，其好处是既能除去油中的黄曲霉素，防止热油飞溅，又有利于保持蔬菜脆嫩及鲜艳的颜色。菜炒好后应立即食用，否则也会造成营养素的损失。据试验表明，烹调好的蔬菜放置15分钟，维生素损失25%，90分钟后则损失75%。

蔬菜无论是炒、炖、熘、蒸都会使其所含维生素、无机盐等营养成分及各类生理活性物质、酶类等物质，因高温而遭到不同程度的损失。因此，营养学家告诫人们，不要片面追求食品的色、香、味和口感，应提倡能生吃的食物最好生吃，这有利于保护蔬菜中的营养素。

例如，柿子椒中含有维生素C 70～120毫克，如果每天生吃柿子椒50克，就能满足人体对维生素C一天的需要。当然生食也要讲究科学，注意选择易于消化而又不会损害消化道的食物；要注意卫生，洗净消毒，除去不可食的部分；要保持蔬菜新鲜；要采购那些无害化的绿色食品；要合理佐以调味品；要逐渐改变传统烹饪口味，使胃肠能逐渐适应；生食蔬菜要注意食品多样化，这对人体健康大有裨益。

在烹调菜肴时，为了保护食物中的营养素，又想味美可口，可上浆挂糊或勾芡保护，尤其淀粉中含有谷胱甘肽。其所含硫氢基(-SH)具有保护维生素C的作用。有些动物性食物如肉类等也含有谷胱甘肽。所以，肉类和蔬菜在一起烹调也有同样效果。对食物如肉片、鱼块、虾段用淀粉或鸡蛋挂糊，在食物表面形成一层保护外壳，可使食物中的水分和营养素不致大量溢出；还可保护食物中营养素不被更多氧化；食物受浆糊层的保护，因传热间接，不会因直接的高温而使蛋白质变性；还可使维生素少受高温分解破坏。这样菜肴不仅色好、味道鲜嫩、营养素保存得多，而且消化吸收率也高。

许多维生素怕碱不怕酸，如维生素B_1、维生素B_2和维生素C在酸性环境中比较稳定。酸性能保护维生素少受氧化，因此有些食物如炒豆芽加点醋能保护维生素C，还可使豆芽脆嫩好吃；又如红烧鱼、糖醋排骨等，先放醋，还可使食物中的钙被醋溶解得多一些，从而促进钙在人体内的吸收。但维生素遇碱就会被严重破坏。实验显示，炸油条加碱，再经过热油煎炸，面粉中原有维生素B_1会被全部破坏，维生素B_2则被严重破坏，维生素C则荡然无存。然而，玉米制作的食物，如煮玉米糁粥、玉米面糊、玉米面做窝窝头时，适量放点碱，不仅无害，而且有益。这是因为玉米中的烟酸有63%～74%，为结合型烟酸，而结合型烟酸不能被人体利用，当加碱烹调时，结合烟酸释放率可达37%以上，同时还能保存维生素B_1、维生素B_2，对营养素的利用大有好处。因此，烹调食物是否加碱及数量多少，要视食物的性状决定，切忌随意加碱而使营养素被破坏。

三、合理的膳食结构

膳食结构是饮食科学中的重要组成部分，是实现营养平衡的物质基础，没有科学合理的膳食结构，就不可能达到营养平衡。食品搭配是实现合理膳食结构、保证营养平衡的重要环节，也是实现膳食多样化、合理化的必要措施。合理的膳食结构就是要在符合人体健康的前提下，把各类食物合理搭配，满足人的生育、生长、发育和生活劳动的需要。

（一）食物合理搭配的三种效应

食物搭配是合理利用食物，提高膳食营养价值和饮食质量，增进人体健康的重要措施。它有利于增加营养，使营养更加全面合理；有利于营养素的消化吸收，提高营养的利用率；有利于减少食品的不良反应，达到相互协调、取长补短；有利于防病治病，保持人体健康。

1. 互补效应　各种食物所含营养素的种类和数量不同，以蛋白质为例，各种食物蛋白质的氨基酸种类和含量也不同。因此，搭配多种食物蛋白质，可彼此取长补短，互相弥补不足，提高蛋白质的利用率。五谷杂粮各有所长，如谷类食物蛋氨酸含量高，但赖氨酸含量低；大豆含赖氨酸多，但亮氨酸少；小米却富含亮氨酸，如果 3 种混合食用，则正好余缺互补，收到相辅相成的效应，使摄入的氨基酸更接近人体的需要。

2. 强化效应　粮食和豆类、粗粮和细粮、豆类和肉类等混合食用，比单一吃某种食物的营养价值高得多，而且易为人体吸收。以面粉、小米、大豆和牛肉为例，如果单独食用，它们蛋白质的生物价分别为67、57、64和76，而把4种食物混合食用，它们的生物价可提高到89，这就是强化效应。

3. 相异相配效应 生物属性差异越大的食物，互相搭配，营养价值越高。动物食物和植物食物搭配，就优于单纯的动物性或植物性食物的营养价值。因为同性蛋白质的互补作用弱或无互补作用；异性蛋白质的互补作用强。所以，不要把同属畜肉的蛋白质搭配，这样相互配合，不但不能提高蛋白质的生理价值，甚至还会降低蛋白质的利用率。肉类最好和豆类、蔬菜食物相搭配，其蛋白质的生理价值可提高。另外，肉类食物中含蛋白质、脂肪多，含维生素少；而叶类蔬菜中含大量维生素，但缺乏蛋白质和脂肪，若把两者适当搭配，营养互补，就能大大提高食品的营养价值。我国民间食物搭配中，具有民族特色和优良传统的“带馅食物”，不仅营养全面，而且食品别有风味，如包子、饺子、馅饼、烧卖、煎包、馄饨、元宵等，为我国人民普遍喜爱，也为我国饮食文化增添了风采。带馅食品是主副食搭配、荤素搭配的最好方法，既有肉、鱼、蛋、虾，又有各种时令蔬菜，品种多，营养全面，而且味道鲜美，易于消化，尤其适合老年人食用。

(二)合理营养的五种搭配

1. 粗细粮搭配 粮食加工越细，损失的营养素就越多，造成很多有益的无机盐元素、微量元素和维生素浪费。粗粮也称之为杂粮。常食的粗粮有玉米(面)、高粱米(面)、小米、莜麦面、荞麦面、糜子面以及豆类、红薯、土豆等。粗粮营养丰富，与细粮相比，其中豆类、莜麦面、糜子面所含蛋白质比富强粉、精白粉、精米要高2～4倍；豆类、莜麦面、玉米面、小米所含膳食纤维要比富强粉、精米高4～10倍，尤其是B族维生素，大多数粗粮比精米精面含量要高出10～20倍。所以，经常吃些粗粮不仅能调剂口味，提高食欲，而且可以避免因长期单纯吃精米精面造成营养缺乏所引起的疾病，如便秘、口腔溃疡、唇炎、舌炎、结膜炎、皮炎、阴囊炎、白内障、脚气病等。

粗细粮合理搭配，可增添食品风味，增加维生素和微量元素，提高食物蛋白质生理价值，有些粗粮蛋白质的生理价值比细粮高，而且粗细粮搭配可以使氨基酸互补，提高蛋白质的营养价值。我国传统饮食中有爱吃杂合面的习惯，如玉米面、小米面混合；豆粮混合，如大米、小米、绿豆粥，豆馅包子、红豆粥等，这些都是粗细粮搭配的最好办法。营养学家提倡粗细粮搭配，其道理也是在于营养互补，提高其营养价值。

2. 荤素搭配　选择膳食结构每个人都有不同的习惯，有以素食为主者，也有以荤食为主者，还有荤素杂食者，还有由于一味追求口味、嗜食某一两种食物的偏食现象。造成一部分营养素过剩，而另一部分营养素不足的失衡现象。关于膳食的荤素之争在国内外长期以来争论很多。

最新研究表明，素食能养生，却不利于强身健体。由于食物单调，素食者机体中参与食物消化的酶系统的功能逐渐遭到破坏，最后导致物质交换失调，疾病丛生。植物性食物中含有丰富的维生素、无机盐和有机酸等，而缺少造血的微量元素钴、锰、铁和铜等。植物性食物除油料外，脂肪含量极少，植物性蛋白也代替不了动物性蛋白。如果长期素食，蛋白质得不到充足的供给，其后果是记忆力下降、精神萎靡、反应迟钝，人未老脑先衰或导致痴呆症的发生。

当然，摄取动物性食物过量，特别是含胆固醇和脂肪多的食物会使人体营养过剩，能量失去平衡，导致高血压、高血脂、动脉粥样硬化、冠心病、糖尿病等多种疾病，而且这些疾病使人早衰和危及生命，但也不能因怕某一种营养素过量而完全拒绝这种营养素，而且这种营养素又是人体所必需的，因而这种因噎废食的做法也是有害的。

现代营养学认为，荤食、素食各有利弊，无论是荤食还是素食都不如杂食获得营养全面，偏食荤食或偏食素食都会对人体健康不利。按照平衡膳食的原则，把植物性食物和动物性食物按合理的比例结合起来，多吃素、少吃荤，做到荤素食合理搭配，达到营养全面平衡，就不必担心因吃动物性食物会得“富裕病”。

3. 多品种搭配　人体对养分的需求是多种多样的，单靠某一类或某几种食物来满足人体需要的营养素是不可能的，而且至今还没有一种食物能够全面地满足人体对营养的需要，因此要从多种食物中摄取营养。只有多品种搭配，才能博采养分，维持体内营养平衡，任何偏食、挑食的习惯都不利于健康。

4. 生熟搭配　营养学家认为，在以熟食为主的情况下，搭配生食，这样既有利于保留大量维生素，还可有利于防治疾病。所以我们日常生活中，能生吃的食物尽可能生吃，但生食也要讲科学。营养学家建议：第一，坚持每天饮用自制的新鲜果汁和蔬菜汁。第二，将新鲜蔬菜凉拌。第三，不易消化的蔬菜，如红萝卜、圆白菜等可通过绞碎、发酵产生活性酶后再食用。

(1)生食要特别注意饮食卫生：①蔬菜要新鲜。②要认真冲洗干净，最好消毒，在沸水中焯一下。③要现加工现吃，不宜存放时间过久。④可适当加调料调味，蘸食生菜是我国一种饮食习惯，如大葱蘸酱，很受人们喜爱，常用蘸料有甜面酱、豆酱、麻辣酱、芝麻酱等，为预防胃肠病，一般多用炸酱，一则消毒灭菌；二则增加香味。⑤注意选那些易消化而又能生食的蔬菜，可采摘各类可食的蔬菜、野菜的嫩芽、幼苗、叶子、茎、杆，又嫩又鲜、质地脆嫩，色鲜、味清香，营养丰富，不仅爽口、开胃、增进食欲，而且调节人体生理功能，增强体质，尤其含有黄碱素的生蔬菜，有抗癌保健功能，如嫩绿的小葱、萝卜缨、莴苣叶、青蒜苗、嫩黄瓜、水萝卜、白菜心等。

(2)有些蔬菜不能生食：①含淀粉量很多的，如马铃薯、甘薯、芋头、慈姑等，因含淀粉分子颗粒大，结晶的外层都有纤维素包着，厚而坚硬，很难消化吸收，还易引发疾病。②有些蔬菜本身就含有某些抗营养因子，在未煮熟时，不利于人体消化吸收，甚至还带有毒性，如四季豆、扁豆、豇豆、蚕豆等，这些豆类含有植物凝血素、毒蛋白和皂角素等，凝血素直接与人体细胞结合会引起细胞生长迟缓，甚至死亡，毒蛋白和皂角素对消化道黏膜有刺激作用，故不宜生食。

5. 干稀搭配　主食干稀搭配，不仅有利于消化，而且富有营养。我国传统饮食中就有吃粥的习惯。自宋代“神粥”相传至今的“腊八粥”在各地形成了不同风味，如玉米粥、小米粥、红小豆粥、豌豆粥，真是风味各异。

近年来，人民生活水平不断提高，保健意识增强，不少人已将粥视为保健补品，并已养成每天早餐必须喝粥的习惯。粥之所以受人喜爱，不但因其好吃、易消化，而且营养丰富，应该提倡天天都喝些粥。粥所以营养丰富，是因在煮粥过程中，用的是小火慢熬，米里的一些营养素易溶于米汤里，营养很少损失，而且比干饭容易消化吸收，这对于消化功能较弱的老年人、脾胃功能较虚弱的病人、产妇和幼儿都是一种营养佳品，可强身益气、延年益寿。

我国传统的饮食结构中有喝汤的习惯，汤的主要作用是滋润胃脾，帮助消化，促进食欲。按照中医学观点，汤还有正本清源的作用。平时有针对性的常饮一些汤水来滋补身体，有一定的食疗作用。汤能理想地代替水，对那些体液缺少的病人，汤比水更能起到补液的作用。

我国传统的食疗中常以鸡、鱼、肉汤作为滋补品。在鸡、鱼、肉里都含有一定量的优质蛋白，溶有含氮浸出物，如肌凝蛋白原、肌肽、肌酸、肌酐、嘌呤碱和少量氨基酸等，不仅味道鲜美可口，营养丰富，而且具有刺激胃液分泌、增进食欲、促进消化的作用，以及各种保健功能。

（三）三餐的合理分配

1. 能量的分配 通常以能量作为分配一日三餐进食量的标准。一般情况下，早餐提供的能量应占全天总能量的 25%～30%，午餐占 30%～40%，晚餐占 30%～40%为宜。

2. 时间分配 一日三餐的时间应相对规律。一般情况下，早餐安排在 6:30～8:30，午餐 11:30～13:30，晚餐 18:00～20:00 进行为宜。早餐所用时间以 15～20 分钟，午、晚餐以 30 分钟左右为宜，不宜过短，也不宜太长。进餐时间过短，不利于消化液的分泌及消化液与食物的充分混合，影响食物的消化，会带来胃肠不适；进餐时间太长，会不断地摄取食物，引起食物摄取过量。进餐时还应细嚼慢咽，不宜狼吞虎咽。

3. 食物品种分配 老年人能量需求稍减，蛋白质需要不低于成人，且要求更高比例的优质蛋白质，还需要多补充无机盐、维生素、膳食纤维等，所以每日应保证进食一定量的动物性食品（尤其是鱼虾类食品），每餐应有谷类、蔬菜、水果，豆类和动物性食品，应尽量分散在三餐中食用。必要时，老年人还应从零食中补充正餐进食的不足。

(四)科学合理的膳食原则

1. 饭菜要香 饭菜搭配要合理，烹饪要得法，使得餐桌上的食品色、香、味俱全，以提高老年人的食欲。

2. 质量要好 指老年人应多食用营养丰富的食品，可选择必需氨基酸含量丰富且易于消化的优质蛋白，如禽蛋肉类及豆制品等，含丰富维生素的蔬菜水果等，以及含膳食纤维较多的食品。

3. 数量要少 指老年人每餐进食的量要少，不宜过饱，应以七八分饱为宜，尤其是晚餐更要少吃，可以采取少食多餐的方法。

4. 菜肴要淡 指老年人不宜食用过咸食品，食盐过多易引发高血压病及心脑血管疾病，所以每日的食盐摄入量应控制在 6 克以下。

5. 饭菜要烂 指老年人进食的饭菜要尽量做得软一些，以便于老年人消化吸收。

6. 饮食要温 指老年人进食的食物温度应冷热适宜，特别注意不要食用过凉的食品，以免引发胃肠疾病。

7. 食物要杂 指粗细粮要合理搭配，主食品种要多样化。由于谷类、豆类、鱼肉类等食品的营养成分不同，多种食物的合理搭配有利于各种营养物质的互补和吸收。

8. 蔬菜要多 指老年人食用的蔬菜品种要多，进食量也要适当地多一些，其标准以每日进食 500 克以上为宜。由于新鲜蔬菜含有丰富的维生素、无机盐及纤维素，对保护心血管和防癌、防便秘有重要作用。

9. 水果要吃 水果中含有丰富的维生素和微量元素，这些营养成分对于维持体液的酸碱度平衡有很大的作用。

10. 吃饭要慢 指老年人进食时不要着急，应该细嚼慢咽，既有助于胃肠的消化吸收，又可预防因进食不当而发生的意外。

四、运用膳食指南和膳食宝塔

合理营养是健康的物质基础，平衡膳食是合理营养的根本途径。根据《中国居民膳食指南》的条目并参照膳食宝塔的内容来安排日常饮食和身体活动是通往健康的光明之路。《中国居民膳食指南》由一般人群膳食指南、特定人群膳食指南和平衡膳食宝塔三部分组成。一般人群膳食指南共有10条，适合于6岁以上的正常人群。特定人群膳食指南是根据各人群的生理特点及其对膳食营养需要而制定的。特定人群包括孕妇、婴幼儿、学龄前儿童、儿童青少年和老年人群，其中6岁以上各特定人群的膳食指南是在一般人群膳食指南10条的基础上进行增补形成的。

（一）膳食指南

1. 中国居民膳食指南

(1)食物多样，谷类为主，粗细搭配：人类的食物是多种多样的。各种食物所含的营养成分不完全相同，每种食物都至少可提供一种营养物质。除母乳外，没有任何一种天然食物能提供人体所需的全部营养素。平衡膳食必须由多种食物组成，才能满足人体各种营养需求，达到合理营养、增进健康的目的，因而提倡人们广泛食用多种食物。

谷类食物是中国传统膳食的主体，是人体能量的主要来源，也是最经济的能源食物。随着经济的发展和生活的改善，人们倾向于食用更多的动物性食物和油脂。最近一次中国居民营养与健康状况调查的结果显示，在一些比较富裕的家庭中，动物性食物的消费量已超过了谷类的消费量，这种膳食提供的能量和脂肪过高，而膳食纤维过低，对一些慢性病的预防不利。坚持谷类为主，就是为了保持我国膳食的良好传统，避免高能量、高脂肪和低糖类膳食的弊端。人们应保持每天适量的谷类食物摄入，另外要注意粗细搭配，经常吃一些粗粮、杂粮和全谷类食物。一般成年人每天摄入谷类食物 250～400 克为宜，其中最好包含 50～100 克粗杂粮或全谷类。

(2)多吃蔬菜水果和薯类：新鲜蔬菜水果和薯类是平衡膳食的重要组成部分。蔬菜水果含水分多、能量低，是维生素、无机盐、膳食纤维和植物化学物质的重要来源；薯类含有丰富的淀粉、膳食纤维，以及多种维生素和无机盐。富含蔬菜、水果和薯类的膳食对保持身体健康，维持肠道正常功能，提高免疫力，降低肥胖、糖尿病、高血压等慢性疾病风险具有重要作用。推荐我国健康成年人每天吃蔬菜 300～500 克，最好深色蔬菜约占一半，水果 200～400 克，并注意增加薯类的摄入。

(3)每天吃奶类、大豆或其制品：奶类营养成分齐全，组成比例适宜，容易消化吸收。奶类除含丰富的优质蛋白质和维生素外，含钙量较高，且利用率也很高，是膳食钙质的极好来源。儿童青少年饮奶有利于生长发育，增加骨密度。中老年人饮奶可以减少骨质丢失，有利于预防骨质疏松。我国居民钙摄入量偏低，膳食中缺乏奶及奶制品很难满足人体对钙的需要。因此，应努力提高奶类食品的摄入量。建议每人每天饮奶 300 克或相当量的奶制品，对于有高血脂或超重肥胖倾向者应选择低脂、脱脂奶及其制品。

(4)常吃适量的鱼、禽、蛋和瘦肉：鱼、禽、蛋和瘦肉均属于动物性食物，是人类优质蛋白、脂类、脂溶性维生素、B 族维生素和无机盐的良好来源，是平衡膳食的重要组成部分。动物性食物中蛋白质不仅含量高，而且氨基酸组成更适合人体需要。但动物性食物一般都含有一定量的饱和脂肪和胆固醇，摄入过多可能增加患心血管疾病的危险性。

鱼类一般含脂肪量较低，且含有较多的多不饱和脂肪酸，尤其是有些海产鱼类富含二十碳五烯酸（EPA）和二十二碳六烯酸（DHA），对预防血脂异常和心脑血管疾病等有一定作用。禽类脂肪含量也较低，其脂肪酸组成也优于畜类脂肪。蛋类中各种营养成分比较齐全，是很经济的优质蛋白质来源。畜肉类一般含脂肪较多，能量高，但瘦肉脂肪含量较低，铁含量高且利用率好。肥肉和荤油为高脂肪和高能量食物，摄入过多会引起肥胖，并且是某些慢性病的诱发因素，应当少吃。

目前我国部分城市居民食用动物性食物较多，尤其是摄入的猪肉过多，应当调整，适当多吃鱼、禽肉，减少猪肉。还有相当一部分城市和多数农村居民，平均吃动物性食物的量还不够，应适当增加。建议成人每日摄入量为鱼虾类75～100克，畜禽肉类50～75克，蛋类25～50克。

(5)减少烹调油用量，吃清淡少盐膳食：脂肪是人体能量的重要来源之一，并可提供必需脂肪酸，有利于脂溶性维生素的消化吸收，但是脂肪摄入过多是引起肥胖、高血脂、动脉粥样硬化等多种慢性疾病的危险因素之一。膳食盐的摄入量过高与高血压的患病率密切相关。最近一次中国居民营养与健康状况调查结果显示，我国城乡居民平均每天摄入烹调油42克，已远高于《中国居民膳食指南》的推荐量25克。每天食盐平均摄入量为12克，是世界卫生组织建议值的2.4倍。同时相关慢性疾病患病率迅速增加。与20世纪90年代全国调查结果相比，成年人超重上升了39%，肥胖上升了97%，高血压患病率增加了31%。食用油和食盐摄入过多是我国城乡居民共同存在的营养问题。

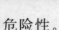

为此，建议我国居民应养成吃清淡少盐膳食的习惯，即膳食不要太油腻，不要太咸，不要摄食过多的动物性食物和油炸、烟熏、腌制食

物。建议每人每天烹调油用量不超过 25～30 克；食盐摄入量不超过 6 克，包括酱油、酱菜、酱中的食盐量。

(6)食不过量，天天运动，保持健康体重：进食量和运动量是保持健康体重的两个主要因素，食物提供人体能量，运动消耗能量。如果进食量过大而运动量不足，多余的能量就会在体内以脂肪的形式积存下来，增加体重，造成超重或肥胖；相反若食量不足或运动量过大，就可能造成体重过低或消瘦。体重过高和过低都是不健康的表现，易患多种疾病，缩短寿命。所以，应保持进食量和运动量的平衡，使体重维持在适宜范围。成人的健康体重是指体质指数（BMI）在18.5～23.9。

正常生理状态下，食欲可以有效控制进食量。一些人食欲调节不敏感，满足食欲的进食量常常超过实际需要。食不过量对他们意味着每顿饭少吃几口，不要吃到十成饱。

由于生活方式的改变，人们的身体活动减少，超重和肥胖的发生率正在逐年增加，这是心血管疾病、糖尿病、骨质疏松和某些肿瘤发病率增加的主要原因之一。运动不仅有助于保持健康体重，还能够降低患上述慢性疾病的风险；同时还有助于调节心理平衡，改善睡眠。目前，大多数成年人体力活动不足或缺乏体育锻炼，应改变久坐少动的不良生活方式，坚持每天多做一些消耗能量的活动，最好养成天天运动的习惯。建议成年人每天进行累计相当于步行 6 000 步以上的身体活动，如果身体条件允许，最好进行 30 分钟以上的中等强度的运动。

(7)三餐分配要合理，零食要适当：合理安排一日三餐的时间及食量，定时定量进餐。一般早餐提供的能量应占全天总能量的 25％～30％，午餐应占 30％～40％，晚餐应占 30％～40％。要天天吃早餐并保证其营养充足，午餐要吃好，晚餐要适量。不要暴饮暴食，不要经常在外就餐，尽可能与家人一同进餐，并营造轻松愉快的就餐氛围。可以合理选用零食，作为一日三餐之外的补充，来自零食的能量应计算到全天能量之内。

(8)每天足量饮水，合理选择饮料：水是膳食的重要组成部分，是一切生命必需的物质。水的需要量主要受年龄、环境温度、身体活动等因素的影响。一般来说，健康成人每天需要水2 500毫升左右，其来源有饮水、食物中含的水和体内代谢产生的水。在温和气候条件下生活的轻体力活动的成年人每日最少饮水1 200毫升(约6杯)。在高温或强体力劳动的条件下，应适当增加。饮水不足或过多都会对人体健康造成危害。饮水应少量多次，要主动，不要感到口渴时再喝水。饮水最好选择白开水。

饮料多种多样，需要合理选择，如乳饮料和纯果汁饮料含有一定量的营养素和有益膳食成分，适量饮用可以作为膳食的补充。有些饮料添加了一定的无机盐和维生素，适合热天户外活动和运动后饮用。有些饮料只含糖和香精香料，营养价值不高。多数饮料都含有一定量的糖，大量喝饮料特别是含糖量高的饮料，会在不经意间摄入过多能量，造成体内能量过剩。另外，如不及时漱口，残留在口腔内的糖会在细菌作用下产生酸性物质，损害牙齿健康。有些人尤其是儿童、青少年，每天喝大量含糖的饮料是一种不健康的习惯，应当改正。

(9)饮酒应限量：饮酒是一种习俗。人们在节日、喜庆或交际的场合往往要饮酒，但是一定要限量饮酒。无节制地饮酒，会使食物摄入量减少，以致发生多种营养素缺乏。过量饮酒可引起急、慢性酒精中毒，酒精性脂肪肝，甚至造成酒精性肝硬化。过量饮酒还会增加患高血压、脑卒中及某些癌症的危险。此外，过量饮酒还可能导致事故及暴力增加，对个人安全和社会安定都是有害的。高度白酒含能量高，几乎不含其他营养素。如要饮酒应当尽可能饮用低度酒，并控制在适当的限量以下，建议成年男性一天饮酒的酒精量不超过 25 克，成年女性一天饮酒的酒精量不超过 15 克。孕妇和儿童青少年应忌酒。

（10）吃新鲜卫生的食物：一个健康人一生需要从自然界摄取大约 60 吨食物、水和饮料。人体一方面从这些饮食中获得各种营养素，以满足生长发育和生理功能的需要；另一方面又必须防止其中的有害因素引发食源性疾病。

许多食物放置时间过长就可能变质，产生对人体有毒有害的物质。另外，食物中还可能含有或混入各种有害因素。吃新鲜卫生的食物是防止食源性疾病的根本措施。

正确采购食物是保证食物新鲜卫生的第一关。一般来说，正规的商场和知名品牌的食品卫生比较有保障。购买有包装食品要关注生产日期、保质期和生产单位；也要注意食品颜色、气味和形态是否正常。烟熏食品及有些加色食品可能含有害成分，不宜多吃。

食物合理储藏可以保持新鲜，避免受到污染。高温加热能杀灭食物中大部分微生物，延长保存时间；4℃～8℃冷藏不能杀灭微生物，只适于短期贮藏；－12℃～－23℃冷藏可抑制微生物生长，适于较长期贮藏。

烹调加工过程要注意操作人员的个人卫生及食物加工环境和用具的洁净。动物性食物应当加热熟透；煎、炸、烧烤等烹调方式有可能产生有害物质，应尽量少用。食物腌制要注意加足食盐，避免高温环境。

有一些动物或植物性食物含有天然毒素，一方面需要学会鉴别这些食物，另一方面应了解去除这些毒素的具体方法。

2. 老年人膳食指南

（1）食物要粗细搭配、松软、易于消化吸收。

（2）合理安排饮食，延缓衰老过程。

（3）重视预防营养不良和贫血。

(4)多做户外活动,维持健康体重。

随着年龄的增长,人体各种器官的生理功能都会有不同程度的减退,尤其是消化和代谢功能,直接影响人体的营养状况,如牙齿脱落、消化液分泌减少、胃肠道蠕动缓慢,使机体对营养成分吸收利用下降。故老年人必须从膳食中获得足够的各种营养素,尤其是微量营养素。

老年人胃肠功能减退,应该选择易消化的食物,以利于吸收利用。但食物不宜过精,应强调粗细搭配。一方面,主食中应有粗粮细粮搭配,粗粮如燕麦、玉米所含膳食纤维较大米、小麦为多;另一方面,食物加工不宜过精,谷类加工过精会使大量膳食纤维丢失,并将谷粒胚乳中含有的维生素和无机盐丢失。

膳食纤维能增加肠蠕动,起到预防老年性便秘的作用。膳食纤维还能改善肠道菌群,使食物容易被消化吸收。近年的研究还说明膳食纤维尤其是可溶性纤维对血糖、血脂代谢都起着改善作用,这些功能对老年人特别有益。随着年龄的增长,非传染性慢性病如心脑血管疾病、糖尿病、癌症等发病率明显增加,膳食纤维还有利于这些疾病的预防。

胚乳中含有的维生素E是抗氧化维生素,在人体抗氧化功能中起着重要的作用。老年人抗氧化能力下降,使非传染性慢性病的危险增加,故从膳食中摄入足够量抗氧化营养素十分必要。另外,某些微量元素,如锌、铬对维持正常糖代谢有重要作用。

老年人基础代谢下降,从老年前期开始就容易发生超重或肥胖。肥胖将会增加非传染性慢性病的危险,故老年人要积极参加适宜的体力活动或运动,如走路、太极拳等,以改善其各种生理功能。但因老年人血管弹性减低,血流阻力增加,心脑血管功能减退,故活动不宜过量,否则超过心脑血管承受能力,反使功能受损,增加该类疾病的危险。因此,老年人应特别重视合理调整进食量和体力活动的平衡关系，把体重维持在适宜范围内。

(二)中国居民平衡膳食宝塔

1. 平衡膳食宝塔说明 中国居民平衡膳食宝塔（图 1）提出了一个在营养上比较理想的膳食模式，同时注重运动的重要性。它所建议的食物量，特别是奶类和豆类食物的量可能与大多数人当前的实际摄入量还有一定距离，对某些贫困地区来讲可能距离还很远，但为了改善中国居民的膳食营养状况，应把它看作是一个奋斗目标，努力争取，逐步达到。

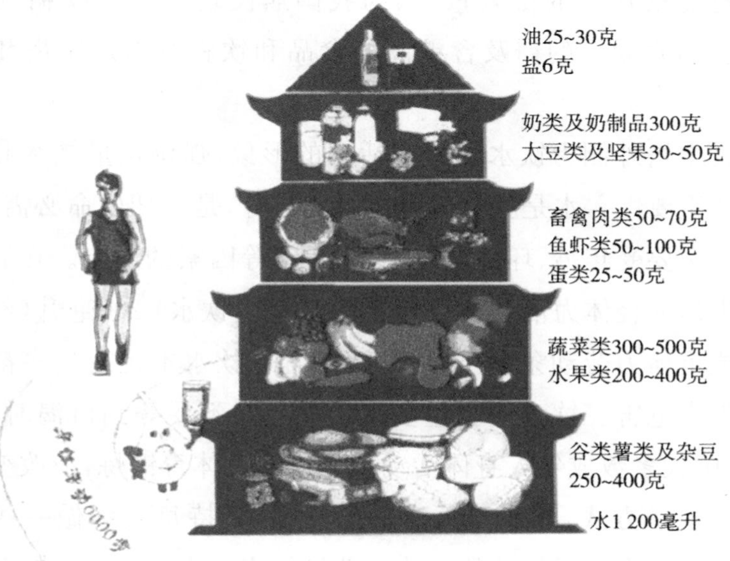

图 1 中国居民平衡膳食宝塔(2007)

来源：中国营养学会

注：膳食宝塔指明的每天适宜摄入食物量和种类是为了给人们以直观印象，并非严格规定。中国营养学会理事长葛可佑强调，他们推广的是“均衡”饮食的理念，提倡的是长期坚持的态度

(1)膳食宝塔结构:膳食宝塔共分5层,包含我们每天应吃的主要食物。膳食宝塔各层位置和面积不同,这在一定程度上反映出各类食物在膳食中的地位和应占的比重。谷类食物在底层,每人每天应该吃250~400克;蔬菜和水果在第二层,每天应分别吃300~500克和200~400克;鱼、禽、肉、蛋等动物性食物在第三层,每天应该吃150~225克(畜禽肉50~75克,鱼虾类75~100克,蛋类25~50克);奶类和豆类食物在第四层,每天应吃相当于鲜奶300克的奶类及奶制品和相当于干豆30~50克的大豆类及坚果;第五层塔顶是烹调油和食盐,每天烹调油不超过20克或30克,食盐不超过6克。膳食宝塔没有建议食糖的摄入量,因为我国居民现在平均吃糖的量还不是很多。但吃太多的糖及含糖高的食品和饮料有增加龋齿和肥胖的危险。

膳食宝塔外侧为饮水和身体活动的形象,强调足量饮水和增加身体活动的重要性。水是膳食的重要组成部分,是一切生命必需的物质,其需要量主要受年龄、环境温度、身体活动等因素的影响。在温和气候条件下生活的轻体力活动的成年人每日至少饮水1 200毫升(约6杯)。在高温或重体力劳动条件下,应适当增加。饮水不足或过多都会对人体健康带来危害。饮水应少量多次,要主动,不要等到口渴时再喝水。目前,我国大多数成年人身体活动不足或缺乏体育锻炼,应改变久坐少动的不良生活方式,养成天天运动的习惯,坚持每天多做一些身体活动。建议成年人每天累计的身体活动量相当于步行6 000步以上,如果身体条件允许,最好进行30分钟中等强度的运动。

(2)膳食宝塔建议的食物量:中国居民平衡膳食宝塔建议的各类食物摄入量都是指食物可食部分的生重量。(可食部为市品减去废弃部分)。各类食物的重量不是指某一种具体食物的重量,而是一类食物的总量,因此在选择具体食物时,实际重量可以在附录一“常见食物互换表”中查询。

膳食宝塔中各类食物的建议量都有一个范围，下限适合一般城市女性（能量摄入 1 800 千卡/天）；上限适合一般农村从事重体力活动的成年男性（能量摄入 2 600 千卡/天）。

①谷类、薯类及杂豆。谷类包括面粉、大米、玉米、高粱等及其制品，如米饭、馒头、烙饼、玉米面饼、面包、饼干、麦片等。薯类包括红薯、马铃薯等，可代替部分粮食。杂豆包括大豆以外的其他干豆类，如红小豆、绿豆、芸豆等。谷类、薯类及杂豆是膳食中能量的主要来源。建议量是以原料的生重计算，如面包、切面、馒头应折合成相当的面粉量来计算，而米饭、大米粥等应折合成相当的大米量来计算。

谷类、薯类及杂豆食物的选择应重视多样化，粗细搭配，适量选择一些全谷类制品、杂豆及薯类。每100 克玉米糁和全麦粉所含的膳食纤维比精面粉分别多 6～10 克，因此建议每周吃 5～7 次粗粮和全谷类制品，每次 75～100 克。

②蔬菜类。蔬菜包括叶菜类、根茎类、瓜茄类、鲜豆类、葱蒜类及菌藻类等。深色蔬菜是指深绿色、深黄色、紫色、红色等颜色深的蔬菜，其所含维生素和植物化学物质比较丰富，因此在每日建议的 300～500 克新鲜蔬菜中，深色蔬菜最好占一半以上。

③蔬果类。建议每天吃新鲜水果 200～400 克。在鲜果供应不足时也可选择一些含热量低的全果汁。

④畜禽肉类。畜禽肉类包括猪肉、牛肉、羊肉、畜肉及动物内脏等，建议每天摄入 50～75 克。目前，我国居民的肉类摄入以猪肉为主，但猪肉含脂肪较高，应尽量选择畜瘦肉和禽肉。动物内脏有一定的营养价值，但其胆固醇含量较高，不宜过多食用。

⑤鱼虾类。鱼虾类包括鱼类、甲壳类和软体类动物性食物，其特点是脂肪含量低，蛋白质丰富且易于消化，是优质蛋白质的良好来

源。建议每天摄入量为75～100克,有条件可以多吃一些。

⑥蛋类。蛋类包括鸡蛋、鸭蛋、鹅蛋、鹌鹑蛋、鸽蛋及其加工制成的咸蛋、松花蛋等,蛋类的营养价值较高,建议每日摄入量为25～50克,相当于半个至一个鸡蛋。

⑦奶类及奶制品。奶类有牛奶、羊奶和马奶等,最常见的为牛奶。奶制品包括液态奶、奶粉、酸奶、奶酪等。建议摄入量相当于液态奶300克、酸奶360克、奶粉45克,有条件可以多吃一些。但不建议摄入奶油、黄油。

⑧大豆类及坚果。大豆包括黄豆、青豆、黑豆,其常见的制品包括豆腐、豆浆、豆腐干及千张等。推荐每日摄入30～50克大豆。按提供蛋白质的量计算,干豆40克相当于豆腐干80克,北豆腐120克,南豆腐240克,豆浆800克。坚果包括花生、瓜子、核桃、杏仁、榛子等,由于坚果的蛋白质与大豆相似,有条件可以吃5～10克坚果替代相应量的大豆。

⑨烹调油。烹调油分植物油和动物油。植物油包括花生油、豆油、菜籽油、芝麻油、调和油等,动物油包括猪油、牛油、黄油等。建议每天烹调油的摄入量不超过25克(低能量摄入者)或30克(高能量摄入者)。烹调用油应经常更换品种,尽量少食用动物油。

⑩食盐。健康成年人一天食盐(包括酱油和其他食物中的食盐)的建议摄入量为不超过6克。一般20毫升酱油中含3克盐,10克酱油中含1.5克盐,如果菜肴需要用酱油和酱类,应按比例减少食盐用量。

2. 平衡膳食宝塔应用

(1)确定适合自己的能量水平:膳食宝塔中建议的每人每日各类食物适宜摄入量范围适用于一般健康成人,在实际应用时要根据个人年龄、性别、身高、体重、劳动强度、季节等情况适当调整。年轻人、身体活动强度大的人需要的能量高，应适当多吃些；年老、身体活动少的人需要的能量少，可少吃些。目前，由于人们膳食中脂肪摄入的增加和日常身体活动减少，许多人的能量摄入超过了自身的实际需要。对于正常成人，体重是判定能量平衡的最好指标，每个人应根据自身的体重变化来调整食物的摄入，主要应调整的是含能量较多的食物。

中国成年人平均能量摄入水平（表 7）是根据最近一次中国居民营养与健康状况调查的结果进行适当修正形成的。它可以作为消费者选择能量摄入水平的参考。在实际应用时每个人要根据自己的生理状况、生活特点、身体活动程度及体重情况进行调整。

表 7 中国成年人*的平均能量摄入水平[千焦(千卡)]

年龄组	城市		农村	
	男	女	男	女
18～59 岁	9 200(2 200)	7 550(1 800)	10 900(2 600)	9 200(2 200)
60 岁以上	8 350(2 000)	6 700(1 600)	10 050(2 400)	8 350(2 000)

* 年龄 18 岁～29 岁，BMI：18.5～24.918.5，无高血压、糖尿病、血脂异常

(2)根据自己的能量水平确定食物需要：膳食宝塔建议的每人每日各类食物适宜摄入量范围适用于一般健康成年人，按照 6 个能量水平分别建议了 10 类食物的摄入量，应用时要根据自身的需要进行选择（表 8）。建议量均为食物可食部分的生重量。

膳食宝塔建议的各类食物摄入量是一个平均值。每日膳食中应尽量包含膳食宝塔中的各类食物。但无需每日都严格照着膳食宝塔建议的各类食物的量，如烧鱼比较麻烦，就不一定每天都吃75～100克，可以改成每周吃 2～3 次，每次 150～200 克较为切实可行。实际上，平日喜欢吃鱼的多吃些鱼、愿吃鸡的多吃些鸡都无妨碍，重要的是一定要经常遵循膳食宝塔各层中各类食物的大体比例。在一段时

间内，如1周内各类食物摄入量的平均值应当符合膳食宝塔的建议量。

表8　按照6个不同能量摄入水平建议的食物摄入量(克/日)

能量水平	6 700千焦 (1 600千卡)	7 550千焦 (1 800千卡)	8 350千焦 (2 000千卡)	9 200千焦 (2 200千卡)	10 050千焦 (2 400千卡)	109 000千焦 (2 600千卡)
谷类	225	250	300	300	350	400
大豆类	30	30	40	40	40	50
蔬菜类	300	300	350	400	450	500
水果类	200	200	300	300	400	400
肉类	50	50	50	75	75	75
乳类	300	300	300	300	300	300
蛋类	25	25	25	50	50	50
鱼虾类	50	50	75	75	75	100
食用油类	25	25	25	25	25	30
食盐	6	6	6	6	6	6

(3)根据建议的食物摄入量采购各种食物：食物采购是实现平衡膳食和合理营养的基础，一个家庭必须按照平衡膳食宝塔对各个家庭成员建议的食物摄入量来采购各类食物(宝塔建议的食物量是“可食部”，有些食物要折算为“市品”量)，才能满足全家人合理营养的需要。下面是一个计算采购食物量的具体例子：

一对中年夫妇，均为机关工作者，并有一个8岁男孩，应如何采购食物。可按表7确定男人和女人的能量摄入水平分别为2 200千卡及1 800千卡，并从表8查出建议的食物摄入量；另外，再根据男童的能量需要及各类食物合理搭配的原理，算出儿童需要的各类食物。按表9计算出其每周食物摄入量。

表 9　该家庭建议食物摄入量(克)

食物类别	男　人	女　人	儿　童	全家日摄入量(克)	全家周摄入量(千克)	周食物采购量(千克)
谷类	300	250	250	800	5.6	5.6
豆类	40	30	30	100	0.7	0.7
蔬菜类	400	300	300	1 000	7.0	8.0
水果类	300	200	200	700	4.9	6.0
肉类	75	50	50	175	1.2	1.2
乳类	300	300	300	900	6.3	6.3
蛋类	50	50	50	150	1.1	1.2
鱼虾贝类	75	50	50	175	1.2	1.5
食用油类	25	25	20	70	0.5	0.5
食盐	6	6	6	18	0.1	0.1

表 9 所示最后一列“周食物采购量”是按照各类食物的市品与可食部差数,由“全家周摄入量”折算出来的。从摄入量折算成采购量时,谷、豆、肉、乳类不必增加,蔬菜类应增加 10%～15%,水果类应增加 15%～30%,蛋类应增加 10%,鱼、虾、贝类应增加 20%。

当然在实际生活中,不会每周采购一次各类食物。米、豆、油、盐不需要每周采购,而蔬菜、水果每周需要采购数次。所以,应当以保证食物新鲜卫生为标准。

(4)食物同类互换:人们吃多种多样的食物不仅是为了获得均衡的营养,也是为了使饮食更加丰富多样,以满足人们的口味享受。假如人们每天都吃同样的 50 克肉、40 克豆,难免生厌,那么合理营养也就无从谈起了。膳食宝塔包含的每一类食物中都有许多品种,虽然每种食物都与另一种不完全相同,但同一类中各种食物所含营养成分往往大体上近似,在膳食中可以互相替换。

应用膳食宝塔可把营养与美味结合起来,按照同类互换、多种多样的原则调配一日三餐。同类互换就是以粮换粮、以豆换豆、以肉换肉。例如,大米可与面粉或杂粮互换,馒头可与相应量的面条、烙饼、面包等互换；大豆可与相当量的豆制品互换；猪瘦肉可与等量的鸡、鸭、牛、羊、兔肉互换；鱼可与虾、蟹等水产品互换；牛奶可与羊奶、酸奶、奶粉或奶酪等互换。

多种多样就是选用品种、形态、颜色、口感多样的食物。例如，每日吃 40 克豆类及豆制品，掌握了同类互换多种多样的原则就可以变换出多种吃法，可以全量互换，即全换成相当量的豆浆或豆腐干，今天喝豆浆，明天吃豆干；也可以分量互换，如 1/3 换为豆浆，1/3 换为腐竹，1/3换为豆腐。早餐喝豆浆，中餐吃凉拌腐竹，晚餐再喝碗酸辣豆腐汤。表 10～表 16，分别列举了各类常见食物的互换表供参考。

表 10　谷类薯类食物互换表(能量相当于 50 克米、面的食物)

食　物	市品重量(克)*	食　物	市品重量(克)*
稻米或面粉	50	烙饼	70
面条(挂面)	50	烧饼	60
面条(切面)	60	油条	45
米饭	籼米 150，粳米 110	面包	55
米粥	375	饼干	40
馒头	80	鲜玉米(市品)	350
花卷	80	红薯、白薯(生)	190

*成品按照与原料的能量比折算

表 11　蔬菜类互换表(市品相当于 100 克可食部重量)

食　物	市品重量(克)*	食　物	市品重量(克)*
萝卜	105	菠菜、油菜、小白菜	120
四季豆	105	卷心菜	115
西红柿	100	大白菜	115
柿子椒	120	芹菜	150
黄瓜	110	蒜苗	120
茄子	110	菜花	120
冬瓜	125	莴苣	160
韭菜	110	藕	115

*按照市品可食部百分比折算

表 12　水果类互换表(市品相当于 100 克可食部重量)

食　物	市品重量(克)*	食　物	市品重量(克)*
苹果	130	柑橘、橙	130
梨	120	香蕉	170
桃	120	芒果	150
鲜枣	115	火龙果	145
葡萄	115	菠萝	150
草莓	105	猕猴桃	120
柿子	115	西瓜	180

*按照市品可食部百分比折算

表 13　肉类食物互换表(市品相当于 50 克生鲜肉)

食　物	市品重量(克)*	食　物	市品重量(克)*
猪瘦肉(生)	50	羊肉(生)	50
猪排骨(生)	85	鸡、鸭、鹅(生)	75
猪肉松	30	烧鸡、烧鸭、烧鹅	60
广式香肠	55	鸡肉(生)	50
肉肠(火腿肠)	85	鸡腿(生)	90
酱肘子	35	鸡翅(生)	80
瘦牛肉(生)	50	炸鸡	70
酱牛肉	35	鸭肉(生)	50
牛肉干	30	烤鸭	55

*以可食部百分比及同类畜、禽肉的蛋白质折算,烤鸭、肉松、猪大排等食物能量密度较高,与瘦肉相比,提供等量蛋白质时,能量是其 2～3 倍,因此在选择这些食物应注意总能量的控制

表 14　鱼虾类食物互换表(市品相当于 50 克可食部重量)

食　物	市品重量(克)*	食　物	市品重量(克)*
草鱼	85	大黄鱼	75
鲤鱼	90	带鱼	65
鲢鱼	80	鲅鱼	60
鲫鱼	95	墨鱼	70
鲈鱼、鳊鱼	85	蛤蜊	130
鳙鱼(胖头鱼,花鲢鱼)	80	虾	90
鲳鱼(平鱼)	70	蟹	105

*按照市品可食部百分比折算

表 15　大豆类食物互换表(相当于 40 克大豆的食物)

食　物	市品重量(克)*	食　物	市品重量(克)*
大豆(黄豆、青豆、黑豆)	40	豆腐丝	65
北豆腐	120	素鸡	85
南豆腐	240	腐竹	30
内酯豆腐	280	豆浆	800
豆腐干	80		

*豆制品按照与黄豆的蛋白质比折算

表 16　乳类食物互换表(相当于 100 克鲜牛奶的乳类食物)

食　物	重量(克)*
鲜牛奶(羊奶)	100
奶粉	15
酸奶	100
奶酪	10

*奶制品按照与鲜奶的蛋白质比例折算

(5)调配丰富多样的膳食:具体方法是先确定个人合适的平均能量摄入水平,再确定该能量水平建议的每日食物摄入量;然后计算一定期限内总的各类食物的建议摄入量。参考各类食物的品种互换表,增加和丰富品种,搭配成各个主食和副食,制订出早、午、晚食谱。

应用实例:某对老年夫妇均已退休,年龄分别为 65 岁及 64 岁,根据其能量摄入水平,编制出 3 天食谱表。

根据其能量摄入水平,从表 8 中查出建议的食物摄入量(克/天),计算出 3 天的总食物摄入量(表 17,表 18)。

表 17　老年人的建议食物摄入量(克)

食物类别	每日量	3 日总量
谷类	525	1 600
豆类	70	200
蔬菜类	650	2 000
水果类	500	1 500
肉类	100	300
乳类	600	1 800
蛋类	50	150
鱼虾贝类	125	400
食用油类	45	130
食盐	12	30

表 18　老年人的 3 日食谱设计(克)

早餐		午餐		晚餐	
小米粥	小米 100	馒头	面粉 200	米饭	稻米 200
花卷	面粉 50	红烧狮子头	瘦肉 100	蒸黄花鱼	黄花鱼 200
茶鸡蛋(2 个)	100		油菜 250	炒卷心菜	卷心菜 300
香椿拌豆腐	香椿 50		花生油 15		花生油 15
	豆腐 200	拌黄瓜	黄瓜 200	牛奶	450
苹果	120	西瓜	200	杏	100
馒头	面粉 100	米饭	稻米 200	花卷	面粉 150
花生酱	15	肉丝炒芹菜	猪瘦肉 100	虾仁豆腐	虾仁 50
牛奶	225		芹菜 150		豆腐 100
煎鸡蛋(2 个)	100		花生油 15		花生油 15
香蕉	200	清炒鸡片	鸡肉 50	拌生菜	生菜 200
		虾皮黄瓜汤	虾皮 10	牛奶	450
			黄瓜 100	梨	200
		橘子	100		
面包	100	米饭	稻米 200	面条	面粉 200
牛奶	225	莴苣炒鱼片	鱼肉 200	豆腐干炒肉	猪瘦肉 100
奶酪	30		莴苣 200		豆腐干 100
煮鲜玉米	200	炒油菜	油菜 200		花生油 15
白灼油菜	150		花生油 15	拌红萝卜	红萝卜 200
苹果	200	蛋花汤	鸡蛋 100	香蕉	100
			紫菜 10		
		葡萄	100		

(6)要因地制宜充分利用当地资源:我国幅员辽阔,各地的饮食习惯及物产不尽相同,只有因地制宜充分利用当地资源才能有效地应用膳食宝塔。例如,牧区奶类资源丰富,可适当提高奶类摄入量;渔区可适当提高鱼及其他水产品摄入量;农村山区则可利用山羊奶及花生、瓜子、核桃、榛子等资源。在某些情况下,由于地域、经济或物产所限无法采用同类互换时,也可以暂用豆类代替乳类、肉类;或用蛋类代替鱼、肉;不得已时也可用花生、瓜子、榛子、核桃等坚果代替大豆或肉、鱼、奶等动物性食物。

(7)要养成习惯,长期坚持:良好的饮食习惯对健康的影响十分深远。平衡膳食不仅关系到当前的营养和健康,而且能惠及一生甚至下一代。孕妇的膳食营养不仅影响胎儿的发育,还会影响出生后的婴儿,甚至长大成人后的健康。饮食对健康的影响往往不是短期的作用,而是长期积累的结果。所以,不能期望合理营养产生"立竿见影"的保健效益,必须持之以恒才能出现显著的防病效果。应当努力养成良好的饮食习惯,按照平衡膳食的原理,根据膳食宝塔建议的膳食模式安排好一日三餐,坚持不懈,贯彻一生。

3. 老年人平衡膳食宝塔说明 我国老年人平衡膳食宝塔(图 2),提出了老年人一个比较理想的膳食模式,充分体现了以谷薯类、蔬菜水果和豆类组成的植物性食物为主的膳食特点,同时强调水和运动的重要性。它所建议的食物摄入量,特别是奶类和豆类食物的摄入量可能与大多数人(尤其对某些贫困地区的老年人)当前的实际摄入量还有一定距离,但为了改善我国老年居民的膳食营养状况,应把它看作是一个奋斗目标,努力争取,逐步达到。

(1)膳食宝塔结构:膳食宝塔共分 5 层,包含我们每天应吃的主要食物种类。膳食宝塔各层位置和面积不同,这在一定程度上反映出各类食物在膳食中的地位和应占的比重。谷类食物位居底层,老年

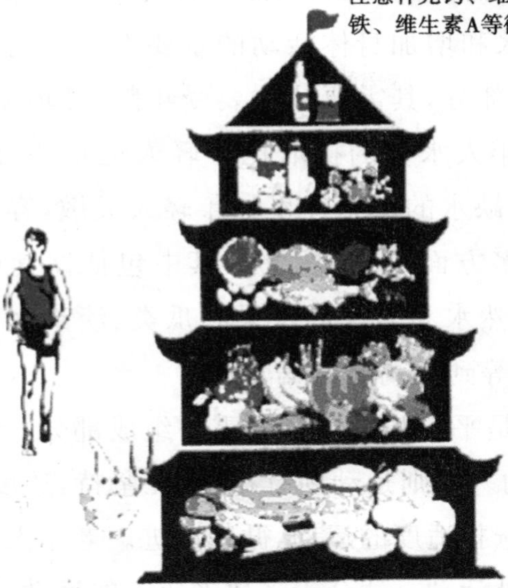

图2　我国老年人平衡膳食宝塔

人平均每天吃200～350克，其中粗粮：细粮：薯类＝1：2：1（以重量比计）；蔬菜和水果居第二层，每天应吃400～500克蔬菜和200～400克水果；鱼、禽、肉、蛋等动物性食物位于第三层，每天应该吃150克（其中鱼虾、禽类50～100克，畜肉50克，蛋类25～50克）；奶类和豆类食物合居第四层，每天应吃相当于液态奶300克的奶类及奶制品，以及大豆类及坚果30～50克；第五层塔顶是烹调油和食盐，每天烹调油20～25克，食盐不超过5克。在膳食宝塔中特别强调，老年人每日至少喝1 200毫升水。

膳食宝塔没有建议食糖的摄入量，这是因为我国居民现在平均吃糖的量还不多，对健康的影响不大。但老年人的糖耐量降低，胰岛素分泌减少，血糖调节功能下降，易发生高血糖和糖尿病，故不宜多食糖，老年人要尽量控制含糖高的食品及饮料。饮酒的问题在第一章中已有说明。膳食补充剂需要因人而异，故不作为一般要求。

膳食宝塔强调足量饮水和增加身体活动的重要性。水是生命之源，是每天膳食的重要组成部分，其需要量主要受年龄、环境温度、身体活动等因素的影响。老年人水分的摄取比年轻人更重要，因为老年人的调控功能不稳定，对缺水的敏感性不如年轻人灵敏，容易发生机体脱水。老年人可以从多方面来补充水分，其中包括饮食中的牛奶、稀饭，各类菜汤、洁净天然水和多汁的水果和瓜类、淡茶水等。要主动、少量、多次饮水，不要等到口渴时再喝水。

运动是健康的基石，也是平衡膳食宝塔的重要组成部分。老年人每天应进行适量的身体活动。原则是动则有益，贵在坚持，适度量力。特别是不经常运动的人，要选择适度的运动，循序渐进。老年人可根据自身的生理特点，多进行户外活动。适合于多数老年人的运动是步行，也可选择一些适合老年人的耐力性项目，如慢跑、游泳、跳舞、太极拳、打乒乓球等。老年人的运动动作要自然、简单、舒缓，运动的强度和幅度不能太大，尽可能地活动全身各部位。建议老年人每天进行累计相当于步行 6 000 步以上的身体活动量，最好达到 10 000 万步。

(2)膳食宝塔建议的食物量：膳食宝塔建议的各类食物摄入量都是指食物可食部分的生重。各类食物的重量不是指某一种具体食物的重量，而是一类食物的总量，因此在选择具体食物时，实际重量可以在本书附录一“常见食物互换表”中查询。建议每日 400 克蔬菜，可以选择 100 克菠菜，50 克胡萝卜，100 克西红柿和 150 克圆白菜，也可以选择 100 克大白菜，150 克韭菜和 150 克黄瓜。

膳食宝塔中所标示的各类食物建议量的下限为能量水平1 600千卡(6 700 千焦)的建议量，上限为能量水平 2 200 千卡(9 200 千焦)的建议量。

①膳食宝塔第一层为谷类、薯类及杂豆。谷类包括小麦面粉、大

米、小米、荞麦、燕麦、玉米、高粱等及其制品(如米饭、馒头、面条、烙饼、玉米粥、面包、饼干、麦片等)。薯类包括红薯(又称白薯,红苕、地瓜等)、马铃薯(又称土豆,洋芋等)等,可替代部分粮食。杂豆包括大豆以外的其他干豆类,如红小豆、绿豆、芸豆等。

谷类食物是中国传统膳食的主体,是膳食中能量的主要来源,也是最有效、最迅速、最安全、最经济的能源食物,还是维生素 B_1、膳食纤维的重要来源。因此,建议老年人每日的谷类食物应达到200～300 克。建议量是以原料的生重计算,如面包、面条,馒头等应折合成相当的面粉量来计算,而米饭、大米粥等应折合成相当的大米量来计算。另外,谷类食物选择应重视多样化,粗细搭配,适量选择一些全谷类制品、杂粮、杂豆及薯类,其中粗粮 50～100 克,薯类 50～100 克,粗粮∶细粮∶薯类按照 1∶2∶1 提供更为合理。例如,老年人的一日三餐中,早餐可以食用杂豆粥、杂粮馒头,花卷等;中午可以选用米饭和面条;晚餐可以选用能量较低的土豆、红薯、杂豆等作为一部分主食。在食用粗粮时,应注意粗粮细作,以适应老年人的消化功能。

②膳食宝塔第二层为蔬菜和水果。新鲜蔬菜水果是人类平衡膳食的重要组成部分,是我国传统膳食的重要特点之一,这类食物提供的抗氧化营养素是预防老年人慢性疾病的重要饮食措施。

蔬菜包括嫩茎、叶、花菜类,根菜类,鲜豆类,茄果类,瓜菜类,葱蒜类及菌藻类。深色蔬菜是指深绿色、深红色、橘红色、紫红色等颜色深的蔬菜,一般含无机盐、维生素、膳食纤维和植物化学物比较丰富,建议老年人每日摄入 400～500 克新鲜蔬菜,其中深色蔬菜最好占一半以上。

水果里含有的无机盐、维生素、膳食纤维、植物化学物比较多,如多糖、抗氧化物等。不同水果所含的植物化学物千差万别,不同的植物化学物有不同的颜色,赋予了水果缤纷色彩。由于不同植物化学物有不同的保健作用，应保证摄入尽可能多的植物化学物，以发挥延缓衰老、预防疾病、增进健康的作用。建议老年人平均每天吃2～3种新鲜水果，总量达200～400克。

蔬菜和水果放在同一层，是因为它们有许多共性，但毕竟是两类食物，蔬菜和水果各有优势，不能完全相互替代。

③膳食宝塔第三层为肉、禽、鱼、蛋。肉、禽、鱼、蛋均属于动物性食物，是老年人优质蛋白、脂类、脂溶性维生素、B族维生素和无机盐的良好来源，也是老年人平衡膳食的重要组成部分。

红肉即为畜肉，包括猪、牛、羊、马、驴等家畜的肌肉、内脏及其制品。在中餐中以猪肉为主，西餐中以牛肉为主，穆斯林餐中以羊肉为主。畜肉含脂肪较高，应尽量选择畜瘦肉。动物内脏有一定的营养价值，但因胆固醇含量较高，老年人不宜过多食用，建议每周吃1～2次动物内脏，每次吃50克。中国老年人平衡膳食宝塔建议每日的畜肉量在50克。

白肉一般指禽类及水产品类的食物。禽类主要包括鸡、鸭、鹅、鸽、鹌鹑等。水产品包括鱼类、甲壳类和软体动物性食物。宜将鱼肉、禽肉作为老年人的首选肉品，因为它们的脂肪含量低，肌纤维比红肉短、细、软，特别是鱼类，蛋白质组织结构松软，水分含量多，肉质鲜嫩，更易消化吸收。建议每日的摄入量为50～100克。有条件的老年人可以多选择一些海鱼和虾，以增加优质蛋白和ω-3系列多不饱和脂肪酸的摄取。动物血中含有一定量的吸收利用率高的铁，故老年人每周也可适量食用一次全血制品（如鸭血等）。

蛋类包括鸡蛋、鸭蛋、鹅蛋、鹌鹑蛋、鸽蛋及其加工制成的咸蛋、松花蛋等，蛋类的营养价值较高。建议每日摄入量为25～50克，相当于半个至1个鸡蛋。蛋黄虽含较高胆固醇，但其中丰富的维生素与卵磷脂却是老年人不可缺少的营养品。大多数老年人一天可吃1个鸡蛋，胆固醇异常者每周吃3～4个鸡蛋。老年人最好吃煮鸡蛋，少吃油煎鸡蛋，应尽量不吃或少吃咸蛋和松花蛋。

④膳食宝塔第四层为奶类、豆类及其制品。奶类是老年人优质蛋白质、钙等的重要来源。奶类有牛奶、羊奶和马奶等，最常见的为牛奶。奶制品包括奶粉、酸奶、奶酪等，但不包括奶油。建议每人每天喝鲜牛奶300克或相当量的奶制品，对于饮奶超过1杯或有高血脂和超重肥胖倾向者，应选择低脂奶、脱脂奶及其制品。

大豆也可为老年人提供优质蛋白质、钙、多不饱和脂肪酸、磷脂等，大豆包括黄豆、黑豆、青豆，其常见的制品包括豆腐、豆浆、豆腐干及千张等。坚果则是蛋白质、不饱和脂肪酸、维生素E等的良好来源，包括花生、瓜子、核桃、杏仁、榛子等。老年人每天都应该进食一次豆制品。老年人膳食宝塔推荐每日摄入30～50克大豆类及坚果，如果以它们提供蛋白质的量计算，大豆40克相当于豆腐干80克，北豆腐120克，南豆腐240克和豆浆650克。由于坚果的蛋白质与大豆相似，有条件的居民可吃5～10克坚果仁，以替代相应量的大豆。

豆浆是一种很好的食品，但其含钙量只相当于牛奶的1/10，所以用豆浆来替代牛奶补钙是不妥当的。如果用豆类食品来补充钙，应该多选择豆腐、豆腐干、千张等。

⑤膳食宝塔第五层为烹调油和食盐。烹饪油主要为老年人提供脂肪和能量。烹调油包括各种烹调用的动物油和植物油，植物油包括花生油、大豆油、菜籽油、山茶油、葵花子油、橄榄油、玉米胚芽油、芝麻油、调和油等，动物油包括猪油、牛油、黄油等。老年人每天烹调油的建议摄入量为20～25克，血脂、体重正常的老年人每天总用油量不要超过25克，血脂异常、肥胖或者有肥胖家族史的老年人，每天每人的用油量要降到20克左右。在烹调时少用油炸、油煎、爆炒，多选

用蒸、煮、炖、烩、拌等。食用的烹调油品种应多样化，经常更换种类，建议几种油交替搭配食用，或一段时间用一种油，下一段时间换另一种油，尽量选用多种植物油。

老年人一天食盐（包括酱油和其他食物中的食盐）的建议摄入量不超过5克。如果菜肴需要用酱油和酱类调味，应按比例减少食盐用量。老年人应尽量减少摄入含钠较高的调味品，如酱油、黄酱、甜面酱、辣椒酱、味精、鸡精、虾酱、鱼露、蚝油等。摄入含盐较高的食品，如酱菜、泡菜、腌菜、酱豆腐（豆腐乳）、韭菜花、腊肉、咸鱼、火腿等，应减少食盐用量。

随着年龄增大，老年人舌头表面的味蕾细胞会逐渐减少、萎缩，对咸味的阈值会提高。老年人味觉减退，可以通过用食物本身的味道，如青椒、西红柿、洋葱、香菇等，或利用葱、姜、蒜等产生的香味来刺激味觉，以增加食欲。也可以通过变换烹调方法，如利用白醋、柠檬、苹果、菠萝、橙汁等各种酸味调味汁增加食物的味道，或用醋来降低人体对盐的用量。烹饪时不宜过多加糖，否则会降低食物的咸味，使盐的摄取量增加。

4. 老年人平衡膳食宝塔应用

(1)确定适合自己的能量水平：中国老年人平衡膳食宝塔中建议的每人每日各类食物的适宜摄入量范围，适用于一般健康的老年人，在实际应用时，要根据自己的年龄、性别、身高、体重、劳动强度、季节、生活习惯、经济状况等情况进行适当调整。农村老人劳动强度大，需要的能量高，应适当多吃些主食；城市老年人、高龄老年人、活动少的老年人需要的能量低一些，可少吃些主食。能量是决定食物摄入量的首要因素。一般来说，人们的进食量可自动调节，当一个人的食欲得到满足时，对能量的需要也就会得到满足。体重是判定能量平衡的最好指标，每个人应根据自身的体重及变化适当调整食物的摄入，主要应调整的是含能量较高的食物，如调整含较高糖类和脂肪食物的摄入。通常中等身材的老年人，每天能量摄入6 700～8 350千焦（1 600～2 000 千卡），即可满足需要，体重 55 千克的老年人每天只需要摄入能量5 880～7 650千焦（1 400～1 800 千卡）。每天有一定的体力劳动或体育锻炼的老年人，可相应增加能量摄入。

老年人膳食能量推荐摄入量见表 19。

表 19　老年人膳食能量推荐摄入量

年龄组	轻体力活动，兆焦（千卡）		中体力活动，兆焦（千卡）	
	男	女	男	女
60 岁～	7.94(1 900)	7.53(1 800)	9.20(2 200)	8.36(2 000)
70 岁～	7.94(1 900)	7.10(1 700)	8.80(2 100)	7.94(1 900)
80 岁以上	7.94(1 900)	7.10(1 700)	～	～

（2）根据自己的能量水平确定食物需要：膳食宝塔建议的每人每天各类食物适宜摄入量的范围适用于一般健康老年人，按照 6 个能量水平分别建议了 10 类食物的摄入量（表 20），应用时要根据自身的能量需要进行选择。建议量均为食物可食部分的生重量。考虑到人群中的差异，此表中增加了 5.86 兆焦（1 400 千卡）水平。

表 20　按照我国老年人膳食宝塔 6 个不同能量水平建议的食物摄入量（克/日）

食物类别 / 能量水平	5.86 兆焦 1 400 千卡	6.70 兆焦 1 600 千卡	7.55 兆焦 1 800 千卡	8.35 兆焦 2 000 千卡	9.20 兆焦 2 200 千卡	10.05 兆焦 2 400 千卡
谷类	200	225	250	300	300	350
大豆类	30	30	30	40	40	40
蔬菜	300	350	400	450	500	500
水果	200	200	200	300	350	400
肉类	25	50	50	50	50	75
乳类	300	300	300	300	300	300
蛋类	25	25	25	25	50	50
水产品	50	50	50	75	100	100
烹调油	20	20	25	25	25	30
食盐	5	5	5	5	5	5

膳食宝塔建议的各类食物摄入量是一个平均值。每日膳食中应尽量包含膳食宝塔中的各类食物，并对相同能量的同类食物进行互换(表21)。例如，米饭70克和30克切面均含有约90千卡能量，可以换着吃；65克鸡胸肉和80克鱼肉也可以互换。老年人天天烹调鱼比较麻烦，就不一定每天吃鱼，可以改成每周吃2～3次鱼虾类，每次100～200克比较切实可行。在实际生活中，喜欢吃水产品的可以多吃鱼、虾、贝类，愿意吃禽肉的多吃些鸡、鸭、鹅肉都无妨，重要的是每天一定要包括膳食宝塔每层中的各类食物，在1周内各类食物摄入量的平均值大体符合膳食宝塔的建议量。

表21　常见的食物能量＊互换表

食物名称	食物重量(克)＊	食物名称	食物重量(克)＊
米饭	70	鲜牛奶	140
切面	30	鸡蛋	60
土豆	110	虾	85
黄豆	25	鸡胸肉	65
烹调油	10	南瓜	360
花生米	20粒	猪腿肉	25
鱼	80	西瓜	330

＊相当于25克米、面的可食部的食物能量90千卡

(3)食品常换，健康常在：膳食宝塔建议人们进食品种多样的食物不仅是为了获得均衡的营养，也是为了使饮食更加丰富多样，刺激食欲，以满足口味享受。平衡膳食宝塔包含的每一类食物中都有许多品种，虽然每种食物都与另一种不完全相同，但同一类中各种食物所含有的营养成分大体上还是近似的，在膳食中可以互相替换。

老年人在应用平衡膳食宝塔时，可以把营养与美味结合起来，

按照食物多样、同类互换的原则调配一日三餐。所谓食物多样就是选用类别、品种、形态、颜色、口感多样的食物和变更烹调方法。所谓同类互换就是以粮换粮、以豆换豆、以肉换肉。同类互换可以全量互换,如大米可与面粉或杂粮互换,馒头可与相应量的面条、烙饼、面包等互换,大豆可与相当量的豆腐、豆浆、豆干等互换,猪瘦肉可与等量的鸡、鸭、牛、羊、兔肉互换,鱼可与虾、蟹、贝类等水产品互换,牛奶可与羊奶、酸奶、奶粉或奶酪等互换;也可以是部分量互换,如每日吃豆类 40 克及其制品,可以互换成今天吃豆干,明天吃豆浆,或每天有 1/3 豆浆、1/3 豆腐、1/3 煮黄豆等;食品同类互换还包含有同种食物用不同烹饪方法,如吃杂豆,可以是绿豆粥、绿豆汤、绿豆糕等。

每一类食物的品种应每日有所更新,且数量既满足老年人的需要量,又不超出总量范围。每日摄入食物品种宜保持在 15～20 种,要提倡吃得杂一些,广一些,菜肴避免单一品种,杂合的食法更可取。不同颜色的食物对人体的作用也不一样。每日食谱中,应注意合理搭配各种颜色的食物。长期食用种类齐全、丰富多彩的平衡膳食,能促进老年人身体健康、预防慢性病的发生。

(4)要因地制宜充分利用当地资源:我国幅员辽阔,民族较多,除汉族外还有 55 个少数民族。因此各地、各民族的饮食习惯及食物品种不尽相同,只有因地制宜充分利用当地资源,顺应各个民族固有的风俗和饮食习惯,才能合理地有效地应用膳食宝塔。例如,牧区奶类资源丰富,可适当提高奶类摄入量;渔区可适当提高鱼、虾及其他水产品摄入量;农村山区则可利用山羊奶以及花生、瓜子、核桃、榛子等资源以增加优质蛋白质和脂肪酸的摄入。由于地域、经济或物产所限无法采用同类互换时,也可以暂用豆类代替乳类、肉类;或用蛋类代替鱼、肉;不得已时也可用花生、瓜子、榛子、核桃等坚果代替大豆或肉、鱼、奶等动物性食物。鼓励多吃时令蔬菜和水果，一是经济便宜，二是营养素含量往往比反季节水果、蔬菜含量高。

(5)养成习惯，长期坚持：老年人平衡膳食宝塔是一种营养合理的平衡膳食模式，它最大限度地保证了我国老年人群膳食中易缺乏的营养素，对改善老年人群的营养状况，预防与膳食有关的疾病具有长远的意义。膳食对健康的影响是长期的结果。对于老年人原有的、不良的饮食习惯应按照老年人平衡膳食宝塔的建议量循序渐进地进行实践，应摒弃一蹴而就、三天打鱼两天晒网的想法。应用平衡膳食宝塔需要长期养成习惯，并坚持不懈，才能充分体现预防相关慢性病，促进健康、延缓衰老的重大促进作用。

(6)老年人膳食应遵循“十个拳头原则”：为了让老年人容易记住平衡膳食的原则，我们将其简单地概括为“十个拳头原则”，即“肉∶粮∶奶豆∶菜果＝1∶2∶2∶5”(以重量比计)。可用您的拳头将它作为一个非常方便的“量具”，建议您经常根据自己拳头的大小来粗略估计您每天各类食物的进食量(生食量)：①不超过1个拳头大小的肉类(包括鱼、禽、蛋、肉)。②相当于2个拳头大小的谷类(各种主食，包括粗粮、杂豆和薯类)。③要保证2个拳头大小的奶类、豆制品(各种奶制品、豆制品)。④不少于5个拳头大小的蔬菜、水果。

第六章　中老年人饮食误区

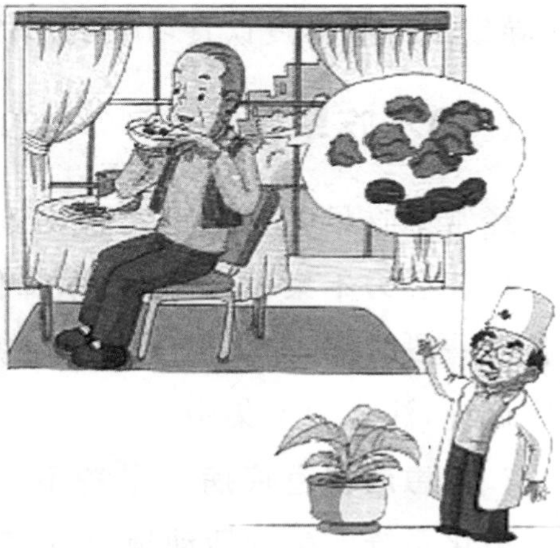

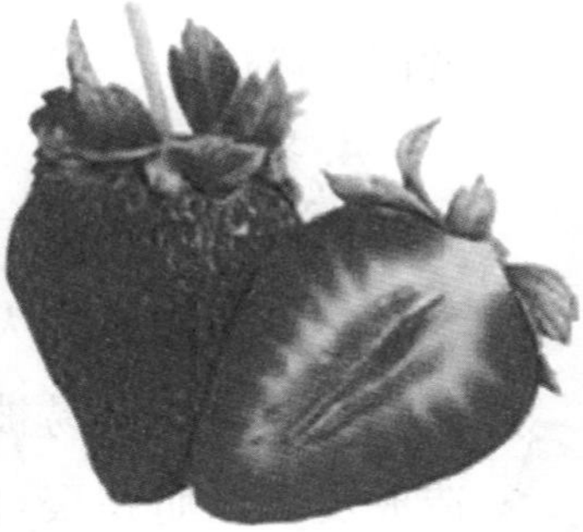

饮食是获取营养的重要手段，只有科学合理的饮食才能获得健康。人们在生活中有许多饮食误区，正因为习惯所以易被忽视，但习以为常的并非就是正确的。明智之举是走出饮食的误区，开始全新的生活。

一、现代中老年人饮食的四大误区

要想吃出健康的身体，需要树立良好的饮食观念，尤其是现代都市人由于居住和工作环境的改变，生活内容的增加，物质条件的改善，导致了一些不良饮食习惯的形成，急需进行纠正。

(一)不吃早餐

经常不吃早餐会给健康带来很大影响。

1. 注意力不集中，工作效率降低　从入睡到起床是一天中禁食最长的一段时间，如无早餐供给血糖，大脑血糖低，人们会感到疲劳，反应迟钝，注意力不集中。

2. 易患消化道疾病　早餐不吃，中晚餐多吃，饥一顿饱一顿，打乱了消化系统的生理活动规律，很容易诱发胃肠疾病。

3. 使胆固醇增高　不吃早餐者血液中胆固醇含量比每日吃早餐者高 33％。

4. 易患胆结石　在正常吃早餐的情况下，胆囊收缩，胆固醇随着胆汁排出。如不吃早餐，胆囊不收缩，就容易患胆结石。

5. 导致肥胖　人在空腹时，身体内贮存能量的保护功能增强，因而吃进的食物容易被吸收。即使吸收的是糖，也容易储存皮下脂肪，造成皮下脂肪积聚，使身体肥胖。

6. 皮肤干燥、起皱，贫血　不吃早餐，人体只能动用体内储存的糖原、蛋白质，久而久之会导致上述症状并加速衰老。

（二）食不厌精

随着人们物质生活水平的提高，许多人开始拒绝糙米粗粮，只吃精米、白面。现代研究表明，特级大米与糙米相比，蛋白质损失超过16.55%，脂肪损失超过35%，纤维素损失超过40%，钙损失超过60%，其他人体需要的重要微量元素（如铬和锰）也有不同程度的损失。“食不厌精”的结果：一方面是长期进食高脂肪、高热量、低纤维素食物会使高血压、高血脂、糖尿病、冠心病、肿瘤的发病率明显上升，另一方面又会造成营养不良。目前，城市居民有近25%的人处于营养不良状态，比农村人口普遍高8个百分点。因此，提倡都市人以进食含低糖、低盐、低脂肪食物为主，把粗粮、杂粮请上餐桌，讲究营养平衡、合理搭配，才能吃出健康。

（三）饮食无度

不少人由于社交的需要，或是逢年过节总喜欢暴饮暴食，弄得经常腹胀。由于进食过量的荤食，促使胆汁、胰液大量分泌，就有发生胆管疾患和急性胰腺炎的可能，还可导致血中胆固醇含量增高，诱发心血管疾病。暴食还会加重胃肠功能的负担，引起消化不良和胃肠疾病。最新研究认为，有一种被称为纤维芽细胞生长因子的物质，饱腹后在大脑中的含量比饭前增加数万倍，而这种因子是脑动脉硬化的主要原因。所以，“要想自己身体好，吃饭千万莫太饱”。

（四）盲目进补

进补不仅可以预防疾病，促进患者的康复，同时也是美容养颜、强身健体、增智益寿的重要手段。随着人民生活水平的明显提高，补品已进入了寻常百姓家。由于很多人对进补知识缺乏了解，相当多的人需要补，有条件补却不敢补；而有的人又偏听偏信，盲目迷信补品、保健品的广告，甚至认为它“包治百病”，因而盲目进补。人们对进补看法存在很多误区，应当加以注意，不要跟着感觉、跟着广告的宣传去吃补品，以免白花冤枉钱，还补出了问题。建议要在专业医生的指导下进补，只有这样才能获得更好的效果。老年人脏腑衰弱，气血虚少，特别是肾气、肾精不足较为明显。一般认为，老年人是要进补的。老年人的进补要根据五脏皆虚的情况，做到五脏同补。同时又要根据肾气不足、脾胃功能虚弱的情况，侧重补养脾胃，以增强脾胃功能，延缓衰老，提高晚年生活质量。

二、现代家庭饮食误区

（一）误区一　营养就是吃鱼吃肉

有人认为，多吃鸡、鸭、鱼肉等就有营养了。无论是宴请亲朋好友还是过年过节都是山珍海味，常以禽、鱼、蛋、肉为主，否则的话就是没招待好亲朋，不像过节的样子。但是，随着蛋白质的摄入，大量的动物脂肪中的饱和脂肪酸和胆固醇进入机体，极易引起高血脂、高血压、冠心病等疾病。富含蛋白质的鸡、鸭、鱼肉等属于酸性食物，摄入过多会导致体内酸碱失衡。没有不好的食物，只有不合理的膳食，关键是各种食物要合理搭配，平衡膳食才有利于健康。

（二）误区二　烹调菜肴都放味精

味精是常用的烹调调味剂，在炒菜和做汤时广泛应用。味精有很强的鲜味，能增进食欲，增加菜肴的诱人口味。但有些人不管做什么菜都放点味精，其实不是所有的菜都适合放味精。

1.炒鸡蛋时,不宜放味精。因为鸡蛋本身含有与味精相同成分的谷氨酸,放味精不仅会影响鸡蛋的天然鲜味,更是一种浪费。

2.鸡肉或海鲜类食物本身都有较强的鲜味,烹调时不宜放味精。

3.如果用高汤烹制菜肴,也不用加味精。因为高汤本身就有鲜、香的特点,加入味精反而把高汤的鲜味掩盖,不放反而鲜味更佳。

(三)误区三　吃豆制品多多益善

豆类及其制品含丰富的必需氨基酸,可补钙,防乳腺癌等。豆制品确有很多好处,但食之过多也有弊。

豆制品中含极为丰富的氨基酸,氨基酸在酶的作用下转化为半胱氨酸,而半胱氨酸会损伤动脉管壁内皮细胞,容易使胆固醇和三酰甘油沉积在动脉壁上,导致动脉硬化。

豆制品食之过多可引起碘缺乏、铁元素吸收差,增加肾脏负担。因此,老年人及动脉硬化、缺铁性贫血、痛风、肾脏病患者应控制豆制品摄入量。

(四)误区四　长期单纯进食植物油

动物油(除鱼油外)含大量饱和脂肪酸,食用过多容易引起动脉硬化、高血压、冠心病、肥胖病等。若单一地食用植物油也不恰当,因为植物油中的主要成分是不饱和脂肪酸,若长期偏食,也会引起多种疾病,如心脏病、糖尿病等。所以为了健康,我们还是要适当取舍荤素油的利弊,要荤素兼食。荤素油应按 1∶2 搭配食用比较合适。

(五)误区五　活鱼好吃

在一般人看来,活鱼好吃,且把"活鱼活吃"视为最佳吃法。从营养价值与食用味道而论，活着的鱼或刚死掉的鱼都不是食用的最佳时间。鱼和其他动物一样，死后肌肉组织仍然继续进行着僵硬自溶、腐化的生物化学反应。处在僵硬阶段的鱼，肌肉组织中的蛋白质尚未被分解为氨基酸，吃起来较硬，营养不易被人体吸收。鱼体经过高度僵化后，即开始软化，也就是自溶阶段。在这一阶段，鱼体中的蛋白酶使蛋白质逐渐分解成人体容易吸收的多种氨基酸。此时，鱼肉松软，易于消化，味道最为鲜美，而且营养价值最高。鱼从僵硬到自溶，这个过程所需时间的长短，取决于环境温度，外界温度越高，时间越短。一般来说，夏天放置2～3小时，冬季放置4～5小时，即可烹煮食用。

经合理冷冻的鲜鱼，一般都处在自溶阶段，其营养价值与口感味道都比鲜鱼要好。因此，用活鱼烹制菜肴并不是最好的食鱼方法。

(六)误区六　热油炒菜香

不少人为了把菜炒得脆嫩可口，把油温烧得很高时才放菜，从营养和保健的角度看是不适宜的。在烹调时，把油烧至冒烟或有意让油锅起火，这时的油温已经超过200℃，在这种温度下，不仅使油脂中所含的脂溶性维生素受到破坏，其中人体必需脂肪酸也受到氧化破坏，因而降低了油的营养价值。油温过高，油脂被氧化、聚合，可产生过氧化物和高聚物等，不但对食物中的维生素有破坏作用，而且阻碍和干扰机体对蛋白质的消化吸收，对人体有毒害作用。如果油温超过200℃，煎炸时间不应超过2分钟，否则成品会随着有毒物质的增加，影响身体健康。

(七)误区七　油炸食物的油能反复使用

人们往往把炸食物的油反复使用，这样做很不好。油经过反复高温加热后，部分脂肪就会分解为甘油和脂肪酸，并失水产生具有强烈刺激性的丙烯醛、低分子碳氢化合物及由这些物质聚合而成的胶样物质。这些有毒物质均附着在食物表层，并逐步渗透到里面，人体过量摄入后会出现肝大、消化道发炎、腹泻等症状。

(八)误区八　水越纯越好

所谓“纯净水”，多是通过蒸馏和反渗透技术来加以净化的水，在去除水中有害物质（病菌、有机物、有毒元素）的同时，也除去了对人体健康有益的微量元素（锌、硒、碘等）和人体必需的无机盐。人体缺少某一种元素，都会造成微量元素的失衡。长期饮用纯净水者必须调整饮食结构，但从目前的饮食结构来看，有些微量元素很难全部从食品中获得。因此，从水中补充微量元素是最重要、最简捷的途径。人们偶尔饮用纯净水，不会对人体带来负面影响，但纯净水大量进入家庭，成为惟一饮用水而长期饮用，就会像儿童偏食，会因缺少某些必需的元素而造成营养失调。桶装密封的纯净水，一旦启封与空气接触，如不马上用完，24 小时内就会滋生细菌。纯净水对细菌毫无抵抗能力。流水不腐，流动着的水有一定的自净作用，最理想的饮用水是符合饮用标准的天然水和自来水。

(九)误区九　炒好的蔬菜反复加热食用

新鲜蔬菜，一次不要烹调太多，烹调后即食，一餐吃完，不要反复加热多次食用。因为蔬菜中除含有丰富的无机盐和维生素外，还有较多的硝酸盐和亚硝酸盐，特别是白菜、韭菜、萝卜、莴苣等。这些蔬菜在新鲜时及炒熟时，硝酸盐以本身形式存在；但当蔬菜过夜或重新加热时，硝酸盐在细菌的作用下，还原成亚硝酸盐。当大量的亚硝酸盐摄入人体，进入血液中，可与血液中血红蛋白形成高铁血红蛋白或亚硝基血红蛋白，使血红蛋白失去携氧功能，造成人体缺氧而引起皮肤和黏膜发绀等症状，严重危害人体健康。其次，蔬菜经过反复加热，维生素损失殆尽，失去营养价值。因此，蔬菜最好现炒现吃，不要吃隔夜的剩菜。

（十）误区十　自来水直接煮米饭

做米饭时，绝大多数人都是用自来水直接烧煮，这已经成了一种习惯，但是这种做法不科学。未烧沸的自来水中含较多的氯气，在煮饭过程中，水中的氯会破坏米中的维生素 B_1，使大米饭的营养价值大为降低。如果用已烧沸的水煮饭，其氯气已随着蒸气挥发掉了，因而可以减少维生素 B_1 的损失，使米饭更富营养。

三、中老年人的饮食误区

（一）误区一　胆固醇都是坏东西，对人体无益处

提起胆固醇，许多人都有些畏惧，生怕食物中胆固醇含量高，吃后会患心脑血管疾病。虽然这些看法也不无道理，现代医学研究已经充分证明，血液中胆固醇的含量过高，与许多疾病如动脉硬化、高血压、脑卒中有密切关系。这几年来，健康知识的宣传，也使人们产生了一些误解，把胆固醇当做了人体内专门捣乱的“坏蛋”，认为它们对人体只有害处，而无益处可言。于是，许多人视胆固醇为“心腹大患”，尤其是中老年人对饮食中的胆固醇严加限制，不敢“越雷池一步”，认为胆固醇越低越好。但是，世界上任何事物都是一分为二的，我们往往忽视了胆固醇好的一面。胆固醇是人体细胞膜的重要组成成分，是合成性激素、维生素 D_3、胆汁酸的原料。胆固醇过低后，红细

胞膜变薄，会减少红细胞的寿命，使中老年人造血功能衰退，易患贫血。应该特别提醒中老年人的是，有时摄入过多的精制糖也会出现高胆固醇和高三酰甘油等高血脂现象，这时控制饮食中的胆固醇的摄入量就十分必要了。要分别对胆固醇和精制糖的摄入做适当的限制。也有的专家认为，血中胆固醇含量升高主要是由于膳食中的脂肪，尤其是饱和脂肪酸摄取过多的缘故，与食物中胆固醇摄取关系不大，除非是先天遗传性的。所以，中老年人限制胆固醇的摄入应主要限制动物脂肪和精制糖的摄入。

(二)误区二　老年人不能吃蛋黄

鸡蛋含有人体需要的几乎所有的营养物质。蛋黄胆固醇和蛋白质结合在一起，可形成“脂蛋白”，按颗粒大小，可分为超低浓度脂蛋白、低浓度脂蛋白和高浓度脂蛋白。前两种脂蛋白可以沉积于血管壁上，而后一种却有清除血管壁上胆固醇的作用。它们互相制约、互相抵消。只要不是吃得太多，是不会有害处的。蛋黄中的卵磷脂是一种强化乳剂，能使胆固醇和脂肪颗粒变小，保持悬浮状态，有利于脂类透过血管壁，为组织所利用，使血脂大大减少。

蛋黄还是一种健脑食品，可以帮助中老年人增强记忆。卵磷脂在人体内转化为乙酰胆碱，是人脑记忆保持旺盛所不可缺少的物质。实践已证明，中老年人每天补充1～2个鸡蛋有益无害。

(三)误区三　血脂较高的老年人不能喝牛奶

从化学分析看，牛奶中所含的饱和脂肪酸多，而不饱和脂肪酸少。因此，一些血脂高的老年人认为喝牛奶血脂会更高。事实并非如此，在牛奶中含有一种耐热的低分子化合物，可抑制胆固醇的生物合成，而且牛奶中含钙丰富。钙的摄取量越高，脂肪的代谢就越活跃，从而可以减少脂肪的沉积。因此，喝牛奶非但不会升高血脂，反而有降低血脂的效果。酸奶降低胆固醇的作用比鲜奶更显著。所以，老年人包括血脂较高、患冠心病的老年人都可以喝牛奶，如果有条件能喝脱脂牛奶或酸奶就更理想了。

(四)误区四　早餐经常吃油条

油条是一种经济实惠的大众食品，香脆可口，食用方便，很受人们欢迎，但是油条含有对人体有害的元素，是不宜经常吃的。现今油条的制作使用的仍是老方法，加入一定量的明矾，而明矾中含有较多的铝元素，据测定，50 克面粉制作的油条中有铝约 10 毫克。虽然油条里含铝量不算太多，而且人的肾脏还能排除一部分进入人体的铝，但是经常吃油条会使体内的铝逐渐积蓄，再加上老年人的肾脏功能减退，排出的量是有限的，越积越多，从而影响身体健康。铝可使脑神经发生退行性病变，思维能力和记忆力降低，心肺功能减弱，四肢无力，皮肤弹性降低、起皱，头发变白或脱落等早衰现象。尤其是老年人，经常吃油条更容易引起老年性痴呆。

(五)误区五　长期吃鱼油

有的人称鱼油为“安全油”、“保健油”。因为它能防治冠心病和阻止脑血栓形成，增强记忆力，保护视力，促进炎症消退，因而便无所顾忌地长期大量食用鱼油。这种认识和做法是比较片面的，服用鱼油并非是多多益善。因为鱼油主要成分有抑制血小板凝集的作用。适当食用它可防止冠心病和脑血栓形成，如果食用过量，会因血小板凝集性降低而引起各种自发性出血，包括脑出血，甚至外伤出血也会流血不止，还会引起神经过度兴奋而影响睡眠。因此，鱼油不宜过量食用，尤其是血小板偏低者更不宜服用。

（六）误区六　涮羊肉的汤营养丰富

很多人在吃完涮羊肉后习惯喝些汤，不少饭店也特意为喝汤者配备了葱花、香菜、醋等调味品。一些人认为，涮羊肉火锅里集中了羊肉、海鲜、蔬菜等食品的精华，味道鲜美而且营养丰富，吃完火锅不喝汤太浪费了。但是你知道吗？涮羊肉的汤不能喝。因为在涮羊肉的过程中，一锅汤要反复沸腾，其中已有的营养物质经过几十甚至上百次沸腾，都已被破坏。此外，吃一次涮羊肉少则1小时，多则几小时，这期间火锅里会有很多食品在反复煮，如配料或没捞出来的羊肉、肥牛等，这些物质在高温中长时间混合煮沸，彼此之间会发生一些化学反应。有关研究已证明，这些食品反应后产生的物质对人体不仅无益，反而会导致一些疾病的发生。适当季节吃点涮羊肉对身体是有益的，但是不要顺手从锅里盛汤喝，看上去油汪汪的鲜汤其实对人身体是有害无益的。

（七）误区七　瓜子香脆天天嗑

有些老年人常常是一边看电视，一边嗑瓜子，越吃越香，无法限制。多嗑瓜子不但对身体无益，反而有害。因为瓜子的含油量很高，这些油脂大部分是不饱和脂肪酸，食用过量，会消耗大量胆碱，使体内脂肪代谢发生障碍，大量脂肪堆积在肝脏，会影响肝细胞的功能。另外，瓜子在炒制过程中加入大量的食盐和香料，对胃有一定的刺激作用。老年人的肝脏解毒功能下降，吃瓜子太多，会使肝脏和血管负担加重，有可能诱发肝炎或高血压病。因此，瓜子一次不宜吃太多。另外，吃太多瓜子易上火而口舌生疮，影响健康。

（八）误区八　食物纤维吃得越多越好

食物纤维有通便、降血脂、防肠癌等作用，日益受到人们的重视，故多吃蔬菜、粗粮已成为时尚。但是，高纤维食品含有大量纤维素，摄取过多则会影响机体对钙、铁、锌等的吸收，也会使蛋白质、脂肪摄入减少；蔬菜中含有草酸、植酸，会影响无机盐的吸收利用。所以，食物纤维也不是吃得越多越好，建议健康成人以每日平均摄取10～30克食物纤维为宜。

（九）误区九　经常吃汤泡饭

许多中老年人有喜食汤泡饭的习惯。俗话说："汤泡饭，嚼不烂。"汤和饭混在一起吃，形成半流体，咀嚼时间短，唾液分泌量减少，食物在口腔中不等嚼烂就同汤一起吞进胃里了。这不仅使人食不知味，而且舌头上的味觉神经没有受到刺激，胃和胰脏等产生的消化液不多，同时又被冲淡，导致吃进的食物不能很好地被消化吸收，使本来已减退的消化功能更差，最终引起胃痛、食欲缺乏、消化不良等。所以，经常吃汤泡饭对中老年人健康十分有害。

（十）误区十　不渴就不喝水

水是生命之源。饮水并非单纯为了解渴，而是为人体器官旺盛的正常生理活动提供能量，尤其是大脑。中老年人味觉和嗅觉随着年龄的增长而渐趋迟钝，常不感到口渴，便很少喝水。

我们饮水是为了满足细胞的功能需求。饮水量减少会影响细胞的活力，导致细胞含水量减少，结果慢性脱水就会引起一系列症状。饮水不足，最先受到影响的是大脑，天长日久，可导致大脑的老化。"口干"是脱水症的最后征兆。即使口腔是湿润的，身体也会受到脱水的影响，尤其是老年人口腔明显发干，他们却感觉不到渴，使身体对水的需求无法得到满足。为此，中老年人应养成主动喝水的良好习惯。

第七章　保健食品选择与应用

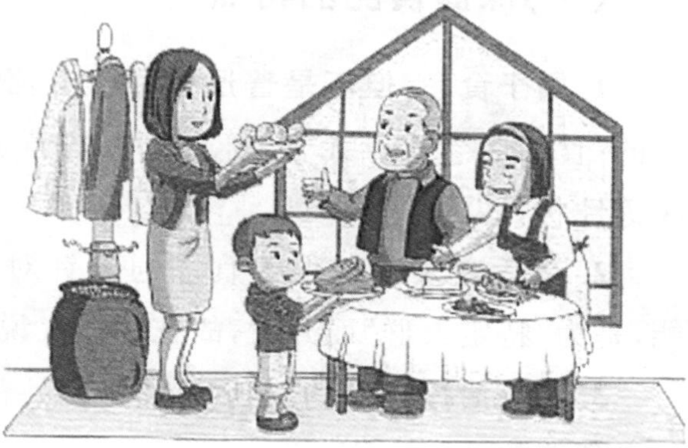

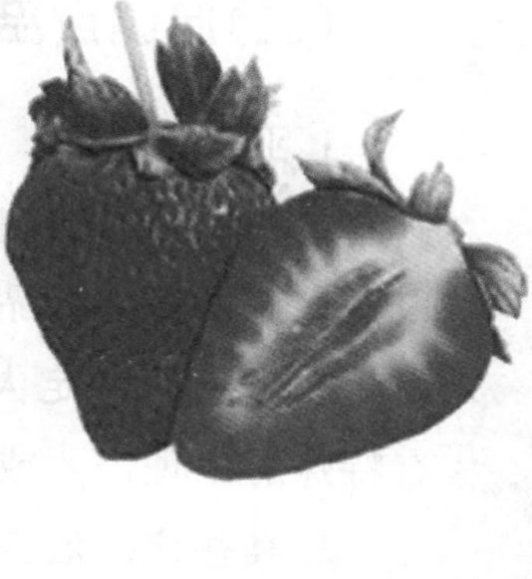

一、什么是保健食品

按照我国《保健食品管理办法》中的规定:“保健食品系指表明具有特定保健功能的食品,即适用于特定人群食用,具有调节机体功能,不以治疗疾病为目的的食品。”因此,保健食品实质就是食品。

(一)保健食品的特点

1. 属于食品,但不是普通食品 其必须符合我国食品卫生法规定的“食品应当无毒无害,符合应有的营养要求,具有相应的色、香、味等性状”。

2. 有适宜人群 保健食品通常针对需要调整某方面的机体功能,是为“特定人群”而开发,故在标签上说明有不适宜使用人群。

3. 不以治疗为目的 所有保健食品都不能代替药物治疗,这一点必须清楚。

4. 保健食品不是治疗用药 在选择保健食品时,要看产品说明书中有无宣传有关疗效的内容,如果有,就会误导消费者。

(二)保健食品的适用对象

1. 亚健康人群 亚健康占整个人群的70%,是导致形形色色疾病的最初原因。亚健康如不进行调整,可持续几年乃至一生,这部分人群最需要保健食品的呵护。

2. 健康的特定人群 如儿童、孕妇、乳母、运动员等。这类人群有特殊的生理需要或特殊的营养需求。

3. 某些疾病治疗的辅助作用 如糖尿病、高血脂、高血压患者,可以选择辅助降血脂、辅助降血压和血脂类的保健食品,促进康复。

切记,保健食品不能代替药物的治疗措施。

4. 预防保健作用　有些保健食品的功能成分,可以增强免疫功能,预防和减少某些疾病的发生。例如,螺旋藻对营养不良患者的调养和病后虚弱者的恢复,对儿童增加营养和老年人身体健康,均有很好的辅助疗效。

(三)保健食品的分类

1. 根据食用人群分类　特殊生理需要人群和特殊工作环境与工种人群。

(1)日常保健食品:它是根据各种不同的健康消费群(如婴儿、学生和老年人等)的生理特点和营养需求而设计,旨在促进生长发育、维持活力和精力,强调其成分能够充分显示身体防御功能和调节生理节律的工业化食品。它分为婴儿日常保健食品、学生日常保健食品、老年人日常保健食品、特殊保健食品。

①婴儿日常保健食品。应该完美地符合婴儿迅速生长对各种营养素和微量活性物质的要求,促进婴儿健康生长。

②学生日常保健食品。应该能够促进学生的智力发育,促进大脑以旺盛的精力应对紧张的学习和生活。

③老年人日常保健食品。应该满足的条件有:足够的蛋白质、足够的膳食纤维、足够的维生素、足够的无机盐,低糖、低脂肪、低胆固醇、低钠。

(2)特殊保健食品:适用于特殊工作环境人群和特殊需要人群。可有预防疾病、促进康复、减肥、美容、排铅等功效。

2. 根据保健功能分类　有健脑益智、增强免疫、降血压、降血糖等功效。

3. 根据产品形式分类　有饮料、酒、茶、焙烤食品、片剂、胶囊、粉剂等形式。

4. 根据科技水平分类

(1)第一代——强化食品：根据特殊需求添加营养素，依据营养素或有效成分推断其功能。

(2)第二代——初级产品：经过人体或动物学实验证实其生理功能。

(3)第三代——高级产品：不仅经过人体或动物学实验证实其生理功能，还需检验功效、成分结构、含量、作用机制、食品的配伍性和稳定性。

(四)如何选择保健食品

目前，我国保健食品市场琳琅满目，种类繁多，功能各异，有天然的、人工合成的、有机的、无机的、国产的、进口的等。那么，消费者该如何选择呢？

1. 根据需要选择 先到医院做一次必要的检查，掌握自己身体所处的状态，在医生指导下选择保健食品，这样效果较好。

2. 注意品牌 一般认为，知名企业、大企业的产品质量有所保证。尤其是那些通过了GMP(良好生产制造规范)的产品。

3. 选择第三代产品 所谓第三代保健食品，就是其功效成分通过一定手段可以提取出来，进行定性、定量检测，功效成分明确，作用机制清楚，含量稳定的保健食品，在食品标签上都有注明。

4. 不盲目轻信广告 有些企业为广告效益不惜重金，扩大宣传和虚假宣传，所以不能轻信那些夸大其词的广告。

5. 注意特定适宜人群 选购时要仔细阅读产品说明书，看自己是否属于特定人群，产品标签上注明的不适宜人群更应引起注意。

6. 注意批准文号和标志 我国生产保健食品批准文号是"卫食

健字【年号】第 XXX 号”，进口保健食品批准文号是“卫食健进字【年号】第 XXX 号”。保健食品的标志为天蓝色的保健食品专用标志，且与保健食品批号并列或上下。

7. 坚持食用一段时间 保健食品是食品不是药品，大部分作用缓和，发挥调理功能要有一个过程，应坚持食用一段时间，不可操之过急。

二、保健食品的功能及使用原则

（一）我国保健食品规定了哪些功能

不同的保健食品由于产品原料和所含功能成分不同，各有其针对适宜人群的保健功能。2003 年 5 月，卫生部同意审批并已经提出验证方法的保健功能共有以下 22 项：免疫调节；调节血脂；调节血糖；延缓衰老；改善记忆；改善视力；促进排铅；清咽润喉；调节血压；改善睡眠；促进泌乳；抗突变；抗疲劳；耐缺氧；抗辐射；减肥；促进生长发育；改善骨质疏松；对化学性肝损伤有辅助保护作用；美容；祛痤疮，祛黄褐斑，改善皮肤水分和油分；改善胃肠道功能（调节肠道菌群、促进消化、润肠通便、对胃黏膜有辅助保护作用）。

（二）保健食品的使用原则

收入的提高，生活的改善，归根到底是要提高生活质量和健康质量。花钱买健康成为今后社会发展的趋势，保健食品将会越来越被人们重视。为了有效地发挥保健食品的作用，在使用时要遵循以下原则。

1. 饮食为主 科学合理地安排饮食以维持人体良好的营养水平

是健康状态的基础。能做到这一点，大多数人不需要摄入保健食品。当某种原因，如环境、饮食习惯、机体状态和某些条件的限制，出现营养不良、营养过剩、代谢异常等情况（如缺锌、铁、钙、维生素，肥胖、高血压、抵抗力下降等）时，摄入保健食品才能起到一定作用，而这些作用也是建立在营养的基础上，针对某一特定原因所采取的措施。

2. 有的放矢 保健食品是有一定适宜对象的，而不是供全民使用的食物。有的放矢的使用才有积极作用，如一些防止动脉硬化、清除自由基的保健食品，对中老年人就有积极作用，对儿童则变得毫无意义。

3. 预防为主 保健食品是针对某些营养问题或为预防某些疾病发生所采取的措施和对策。如为了清除自由基和防癌，可服用葡萄籽提取物，如果已经发生癌症，服用这些保健食品不会有治疗作用，而是对癌症患者进行全方位的辅助治疗方法之一。

4. 专家指导 盲目地滥用保健食品，不会给人带来任何好处，甚至会损害健康。需要专业人员根据使用者的生理、心理、经济状况进行指导，在使用的过程中也要进行必要的监测。

5. 经济允许 保健食品一般价格比较昂贵，要根据自己的经济能力选择不同的保健食品。有些情况可用简单的食品取代复杂的保健食品，如深海鱼油有预防动脉硬化的作用，可用海鱼来代替。常吃洋葱和饮茶也能起到较好的预防作用。

三、适合中老年人的保健食品

（一）蜂王浆

世界惟一可供人类直接服用的纯天然胎儿级营养品是蜂王浆。

蜂王浆亦称蜂乳或蜂皇浆，是适龄工蜂食用了蜂蜜、花粉等营养物质，在蜂群需要时从其营养腺中分泌出来的高级物质，是蜜蜂幼虫和蜂王的专用食品，珍稀名贵，作用奇特，为食药兼备珍品。

1. 蜂王浆的保健作用

(1)抗衰老：蜂王浆有促进细胞再生的作用，可使衰老或受损的细胞重新恢复活力。蜂王浆是很好的自由基清除剂，含有丰富的超氧化物歧化酶(SOD)和大量的维生素C、维生素E和黄酮类化合物等，这些物质可抑制自由基的形成，并有很强的清除能力。大量实验和长期实践证明，蜂王浆有极强的抗衰老、保青春作用。

(2)增强免疫力：蜂王浆中含有16种以上的维生素、20多种氨基酸及大量的核酸、微量元素和蛋白类活性物质，这些物质不仅能刺激机体产生抗体，使血清总蛋白和丙种球蛋白含量显著增加，同时还刺激淋巴细胞进行分裂，使免疫细胞得到转化和增殖，白细胞和巨噬细胞的吞噬能力增强，从而大大提高了机体细胞的免疫力。

(3)提高思维能力和记忆力：蜂王浆含有丰富的蛋白质和多种氨基酸及大量的维生素和微量元素等，为大脑合成神经胶质细胞提供必要的优质原料，可大大增加细胞的数量和活动量，从而提高人们的思维能力、记忆力。

(4)抑癌抗癌：蜂王浆的酸性物质，如10-羟基-2-癸烯酸、癸二酸等，能刺激环腺苷酸的合成，可使被肿瘤细胞破坏的蛋白质结构恢复正常，使肿瘤难以形成。蜂王浆中的类腮腺激素、维生素A、维生素C、维生素E和硒、钼、锰等微量元素，均对癌细胞的分裂具有较强的抑制作用。

(5)改善睡眠：蜂王浆含丰富的氨基酸，其中多种神经递质，能有效地调节人体神经系统平衡，迅速清除睡眠障碍，使睡眠深沉、轻松，能较快地解除疲劳。

(6)抗菌消炎：蜂王浆中含有脂肪酸及其皂化物质，有消炎止痛作用。医疗报告证明，用蜂王浆治疗风湿性关节炎，服用2～3日症状减轻，继续服用20～30日，可收到理想的效果。其作用效果之好，甚至超过消炎特效药。蜂王浆对乙型链球菌高度敏感，对白色葡萄球菌中度敏感，对肺炎双球菌低度敏感。

(7)降低血糖：蜂王浆含有几种胰岛素多肽类物质，可促进胰岛素分泌，促使胰腺β细胞增殖，保证人体胰岛素的正常分泌和释放，从而起到调节血糖的作用，使糖的代谢活动能得以正常进行。

(8)强化心血管系统：蜂王浆含有乙酰胆碱，对血管有扩张和恢复作用，使有血管障碍的患者症状得以缓解，有利于调节血压、血脂、动脉硬化等。

(9)改善消化功能：蜂王浆可促进胃肠道消化酶的分泌，从而使胃肠功能得到改善和提高。同时，蜂王浆还有润滑大肠的作用，加之具有抗菌消炎等功能，故对胃溃疡、十二指肠溃疡、胃炎、腹泻、便秘都有不同的防治效果，尤其对食欲缺乏及消化不良等消化系统疾患有着良好的作用。

(10)美容作用：蜂王浆中含有人体必需的蛋白质，其中清蛋白约占2/3，球蛋白约占1/3；含有20多种氨基酸，16种以上的维生素，多种微量元素及酶类、糖类、脂类、激素等化合物。这样丰富的营养成分，内服后可以强身壮骨，延年益寿，防止衰老，外用可以通过皮肤的吸收，直接滋润美容皮肤，防止出现皱纹，使皮肤在生理上保持自然，面容滋润而富有弹性，从而延缓皮肤的老化。

2. 应用蜂王浆的注意事项

(1)应用方法

①吞服。直接吞服蜂王浆或将蜂王浆拌入蜂蜜中配成王浆蜜，或将蜂王浆拌入绵白糖或白砂糖中吞服等方法，然后喝些凉开水即

可。这是一种较为常用的服用方法。

②含服。即用滴管向舌下滴蜂王浆溶液，或用不锈钢勺挖出王浆放入舌下含化，可以直接在舌下经唾液和黏膜消化吸收，由血液带到全身各处。舌下含服，吸收效果既快又好。

③涂擦。将蜂王浆或蜂王浆与其他成分配制成的软膏涂擦患处，用于治疗外伤、皮肤病等效果较佳。鲜王浆直接涂擦治疗烫伤、烧伤、皮肤病等具有见效快、疗效好、成本低等特点。

(2)服用时间：临床治疗应遵医嘱；自行保健或治疗时服用时间应从清晨起床后(早饭前30分钟)或晚上就寝前空腹服用效果为佳。服用蜂王浆需长期坚持，不可短期行为见好就收。以治病为目的时，1个疗程需要15～60天，为了巩固效果，间隔一段时间(2周左右)后，应再行治疗1个疗程，方可收到满意的效果。服用蜂王浆的最大优势在于标本兼治。

(3)服用剂量：体质较弱以营养保健为目的的长期服用者，日服用量为2～3克，较大剂量也可增加到5～6克；如以祛病除患为目的者，可根据病情及病人体质状况，将剂量增加到每日7～10克；极个别的(如癌症、糖尿病及以治病为目的者)也可增加到15～20克。

3. 蜂王浆的贮存　蜂王浆珍稀名贵，含有大量高级生物活性物质，极易变质，根据其特性有“七怕”：一怕热，二怕光，三怕空气，四怕细菌污染，五怕金属，六怕酸，七怕碱。以上因素直接对蜂王浆的质量产生不同程度的影响，在贮存过程中稍有不慎就会遭受破坏。因此，要想存放蜂王浆，方法必须得当。

(1)盛装容器：盛装蜂王浆不宜用透明容器，以暗棕色玻璃瓶或乳白色无毒塑料瓶为宜，使用前要洗净消毒晾干。消毒可采用酒精浸洗的方法，也可高温蒸煮，盛时容器可以装满，尽量不留空余，口盖要拧紧，外用橡皮膏密封，减少与空气接触，避免产生氧化反应。

(2)低温贮存:蜂王浆最好是低温冷冻贮存为宜。贮存温度要求在-20℃上,较短时间贮存以-7℃～-5℃为宜,长时间存放温度也不能高于零度,长时间存放应保持在-18℃～-10℃。

(二)花粉

花粉即植物雄花花蕊中的粉状物(花粉粒),是植物的雄性生殖细胞,也是植物的精子。其功能是与植物卵细胞结合为受精卵,发育成种子,故花粉是植物繁衍后代的物质基础,为植物体最精华所在。花粉是人类的一个重要营养源,被营养学家誉为当代世界营养之冠,并以独到的功效和神奇的作用风靡全球。实验和实践证明,能够经常食用花粉有十大益处。

1. 增强免疫力 花粉能促进免疫器官的发育,加速抗体的产生和延缓抗体的消失,提高巨噬细胞的吞噬能力,从而全面提高机体的免疫功能。

2. 保护血管 花粉中含有芦丁和黄酮类物质,能明显降低血脂含量,预防心血管硬化、高血压、脑出血、静脉曲张、脑卒中后遗症等。花粉中的烟酸,具有降低胆固醇的功能,能起到防止心脑血管疾病的功效。

3. 抗衰老 花粉能为人体补充营养要素,具有提高免疫力,增强新陈代谢,调节内分泌功能等作用。

4. 养胃 花粉含有抗菌和抗病毒作用的物质,能减轻由肠内致病微生物引起的肠炎、腹泻。同时,花粉既能增进食欲,又能增强消化功能,对胃口不佳、消化吸收功能差的消瘦者有治疗作用。对胃肠功能紊乱、溃疡病、便秘患者也有良好的治疗作用。

5. 护肝 花粉含激素、维生素、氨基酸、核酸、多种微量元素,可防止脂肪在肝脏的积累,防止脂肪肝,对肝脏有良好的保护作用,是恢复肝功能的高级营养剂。

6. 美容 花粉中既含有丰富的能被皮肤细胞直接吸收的氨基酸，又有皮肤细胞所需要的天然维生素，各种活性酶和植物激素，能延缓皮肤细胞衰老，增强皮肤弹性，使皮肤柔软、细腻、洁白、鲜润，并能清除各种褐色斑，减少皱纹。由于花粉既可食用，又可外用，既能治表，又能治里，所以是当今世界公认的天然美容佳品。

7. 减肥 现代研究发现，肥胖的原因是缺乏B族维生素。因B族维生素是机体脂肪转化为能量的媒介，而花粉含有丰富的B族维生素，可以使脂肪转化为能量得以释放，导致脂肪减少，从而起到减肥的效果。

8. 防癌 花粉能激活免疫系统，增强免疫力，抑制癌细胞DNA的合成，阻止癌细胞的分裂与生长，因此花粉有良好的抗癌作用。

9. 增强体力 花粉含有增进和改善组织细胞氧化还原能力的物质，能增强体力，迅速消除疲劳。

10. 益智 花粉含有丰富的蛋白质、氨基酸、维生素和微量元素等营养物质，还有合成神经递质的原料。花粉能促进脑细胞的发育和新陈代谢，使大脑保持旺盛的活力，改善记忆功能，增强智力，并对老年痴呆有良好的防治效果。

(三)螺旋藻

螺旋藻是近20年来生物科学家发现和开发利用的具有最高营养价值的天然保健食品。经科学家们研究发现，螺旋藻含有丰富的蛋白质、叶绿素、γ-亚麻酸、β-胡萝卜素和维生素 B_1、维生素 B_2、维生素 B_6、维生素 B_{12}、维生素E、维生素K等，并富含锌、铁、钾、钙、镁、硒、碘、磷等微量元素和人体必需的各种氨基酸，人们希望从大自然中得到的必需营养素都浓缩于其中。螺旋藻的独特功效主要有以下几方面：

1. 抵抗辐射，保护视力 螺旋藻所含有的多糖能增强机体免疫力，有效缓解辐射对骨髓细胞增殖的抑制作用。现代社会，电磁辐射让我们无处藏身，尤其是长期操作电脑的人士，应经常食用螺旋藻以保护自己。

2. 强力抗疲劳 螺旋藻可以调节人体的酸碱度，大量的叶绿素又可净化血液，清除体内毒素和清洁直肠，各种氨基酸、维生素、无机盐和微量元素是增强内脏器官功能的精华。经常服用螺旋藻，可吃得下，睡得香，精力充沛。

3. 养颜护肤美容佳品 螺旋藻含有的β-胡萝卜素超氧化物歧化酶及γ-亚麻酸对保持皮肤生理弹性、清除色斑有功效，还可延缓细胞衰老，保持青春活力。

4. 减肥的天然珍品 螺旋藻中的一种氨基酸——丙苯胺酸能影响脑部控制胃口的中心，可均衡食欲。且螺旋藻是高蛋白、低糖食品，既能给人体提供生命活动所必需的营养，又能减少其他减肥形式给人带来的饥饿、营养不良之苦，可在保持旺盛精力的情况下进行减肥。

5. 防胃肠疾病 螺旋藻是碱性营养食物，含蛋白质丰富，既可中和胃酸，又可补充胃肠营养，其中的叶绿素、β-胡萝卜素还具有对消化道上皮细胞修复再生和发挥正常功能的良好作用，对溃疡病疼痛，尤其对萎缩性胃炎更有独特疗效，对习惯性便秘有缓解作用。

6. 抗衰老，延年益寿 日本人均寿命在世界上名列前茅，而日本又是螺旋藻消费大国。因此，为保持健康，建议中老年人常服用螺旋藻为宜。

（四）蜂胶

蜂胶是蜜蜂从植物（如松树、杨树、柳树等一些长寿植物）的芽孢、树干上采集来的树脂，经蜜蜂加入花粉和自身分泌物后，转化形成的一种珍贵天然物质。蜂胶集动、植物分泌物之精华，具有复杂、奇妙的化学组成，在亚洲被称为“本世纪最伟大的天然物质”，在欧洲被称为“神奇的药物”。在一些疾病防治和保健的实践中都可见到蜂胶的身影。

1. 防治心脑血管疾病 蜂胶的主要成分是黄酮类、萜烯类物质，尤其是芦丁、槲皮素等黄酮类物质含量丰富，具有很好的活血化瘀、软化血管、降血脂、阻止血小板凝聚、改善微循环作用，对血管硬化、梗死、血栓、高血脂等有很好的防治效果。

2. 治疗皮肤疾病 由于蜂胶成分的多样化及其具有生物活性物质的组合，对人体尤其对皮肤保健作用令人称奇。蜂胶抗菌消炎作用强，局部止血、止痛快，能促使上皮细胞组织增生和肉芽生长，改善皮下组织血液循环，限制瘢痕形成。同时，蜂胶还可以营养皮肤，保护皮肤不受酸碱等化学物质伤害，恢复皮肤免疫功能，使任何难治的皮肤病变都能得到康复。

3. 抑制癌症肿瘤 蜂胶中天然抗生物质的抗炎性、抗菌性、抗病毒性和含有的许多酶的作用，对组织发炎和肿瘤的抑制及杀灭有明显效果。

4. 抗衰老，祛斑美容 人的衰老过程是一个“氧化”过程，无论是细胞衰亡、血管硬化、褐斑形成、基因突变等都与氧化有关。蜂胶中的黄酮类物质、萜烯类物质，以及维生素 E、维生素 C、维生素 A 和微量元素硒、锌等都有一定的抗氧化作用。这些物质被蜜蜂巧妙地配合在一起，相辅相成，共同发挥抗氧化作用，在活化细胞、防止老化、防止色素形成、排除体内毒素、防止突变等方面有良好的作用。长期服用还可使身体强健、容颜焕发、青春常驻。

（五）磷脂

磷脂是一种生物活性物质，它有着独特的理化性质和营养价值。

经常食用磷脂可有明显改善高血脂引起的脂肪肝症状,并有健脑益智及延缓衰老等作用。

1. 预防老年痴呆症 长期补充磷脂,可以减缓记忆力衰退的进程,预防或推迟老年痴呆的发生。

2. 保持良好的情绪 磷脂可使大脑神经及时得到营养补充,从而有利于保持健康的工作状态,消除疲劳,激活脑细胞,改善因精神紧张而引起的失眠、焦虑等症。

3. 防治糖尿病 磷脂能促进胰腺分泌充足的胰岛素,促进糖尿病的康复。特别是对有糖尿病坏疽及动脉硬化等并发症的患者更为有利。

4. 防治动脉硬化 磷脂能促进血液循环,清除过氧化物,减少脂肪在血管内壁的滞留时间,加快粥样硬化斑的消散,防止血管内膜损伤,因而可以预防动脉硬化。

5. 预防脂肪肝 磷脂对脂肪有亲和力,不但可以预防脂肪肝,还能促进肝细胞再生。同时,磷脂可降低血清胆固醇含量,防止肝硬化并有助于肝功能恢复。

6. 化解胆结石 磷脂可以降低胆汁中多余的胆固醇,可以有效地防止胆结石的形成,并对已形成的胆结石有化解作用。

7. 美容作用 磷脂是一种天然的解毒剂,它能分解人体内的毒素,并经肝脏和肾脏的处理排出体外,慢慢使脸上的斑点和青春痘消失。磷脂还有一定的亲水性,能为皮肤提供充足的水分,使皮肤光滑柔润。

虽然磷脂广泛存在于动、植物体内,但由于其对温度敏感,有极易被氧化的特点,很难通过普通饮食获得,使人体常常处于磷脂缺乏状态。老年人由于消化吸收功能降低,加之体内细胞已经老化,所以更应补充磷脂。

第八章　食品安全

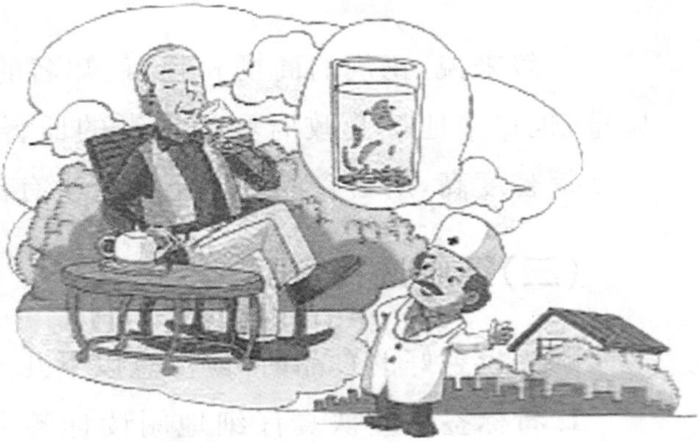

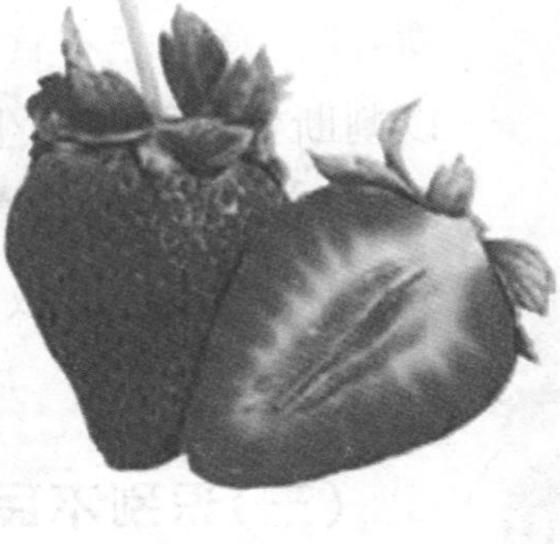

一、食品的选购

购买新鲜、卫生的食品，是饮食营养的首要环节。只有安全购买食品，才能防患于未然，保证从原材料中不接触或少接触有害物质。要想买到新鲜卫生的食品，应注意以下几个方面。

（一）认清生产厂家与品牌

一般来说，正规的商场和超市、知名的食品企业比较注重产品的质量，也更多地接受政府和消费者的监督，虽然价格可能偏高一些，但其信誉度高，所售食品的质量和卫生有保证。

（二）细心选择食品

购买包装好的食品时，应注意以下几点。

1. 看标签　应认真仔细地阅读标签上的信息，特别应关注生产日期、保质期、食品的配料表和生产单位，过期食品、三无食品（无产地、无生产日期、无保质期）绝对不能购买。

2. 看食品　在确认准备购买时，还要通过感官来对食品进行判断，要注意看一看食品颜色是否正常，有无酸臭异味，形态是否异常，以判断食物是否发生了腐败变质。感觉异常的食品一定不能买。熏制食品及有些加色食品，因其可能含有苯并芘或亚硝酸盐等有害成分，也不宜多选。散装食品容易受到污染，采购时需要更加细致地进行挑选。

（三）识别不良食品

各种食品发生腐败变质后，首先会在感官上表现出来。不新鲜的畜禽肉其肉色发暗、脂肪缺乏光泽、外表干燥或粘手、指压后的凹陷恢复慢或不能完全恢复、有氨味或酸味，甚至有臭味。如果发现猪肉色较深、肉质鲜亮，后臀肌肉饱满突出，脂肪层非常薄，很可能是使用过"瘦肉精"的猪肉。不新鲜的鱼体，表面发暗无光泽、鳞片不完整并易脱落，鱼鳃颜色暗红，有腥臭、腮粘连，鱼眼球浑浊或凹陷，角膜浑浊、肌肉松弛、弹性差。黑斑蛋、贴壳蛋、散黄蛋、浑汤蛋、臭鸡蛋都是变质的蛋。不新鲜的奶有异味、沉淀或凝块出现，或奶中混杂黏稠物。不新鲜的酸奶表面生霉、有气泡和有大量乳清析出。

不新鲜的蔬菜和水果，果皮或蔬菜表面发皱、整体发蔫，出现软化、发黏，有汁液渗出，甚至果体或茎叶腐烂。绿色蔬菜可变成黄色，有些水果的颜色变暗、变淡。不新鲜的豆腐颜色发暗、质地溃散，并有黄色液体析出，发黏、变酸并产生异味。不新鲜的罐头还可出现胖听现象。

碎粒多、米发黄、有霉味、灰粉重、杂质多、生蛀虫、结硬块的米是陈米。光泽差、组织疏松、呈现各种颜色（绿色、黄色、黑色、灰褐色）、有霉味、酸味、结块、生虫的米是霉米。霉变、成团、结块，有霉味、酸味甚至有苦味及生虫的面粉是不能食用的面粉。

（四）警惕不新鲜的食品

食品应购买新鲜的，这是人之常情。有些不法分子利用老年人辨别能力差的弱点，将食品打扮成新鲜态，诱惑老年人上当受骗。因此如果看起来特别鲜艳的食品，在购买时还应适当留神。

目前已发现，看起来特别白净鲜亮的鱼虾、毛肚、鱿鱼等产品或许已用甲醛浸泡过；烧、烤、卤过的肉类制品若有诱人的鲜红色，有可能使用了过量的亚硝酸盐；过于鲜艳的辣椒红色或红色蛋黄可能加入了苏丹红；颜色很白或口感过分筋道的面食，则可能添加了过量的增白剂或增筋剂，或吊白块；颜色翠绿的苦瓜，或许是色素帮的忙；水中游得欢的鱼，出水就停跳，这可能是鱼浮灵作的怪；颜色鲜亮、个头很大的水果，正是激素的杰作；米的光泽诱人但口感很差，这是因为米沾上了矿物油。

所以，看起来很新鲜的食品不一定就新鲜，要仔细观察，认真检查食品本身，看它们是否是食品原本的品质。

二、食品的储存

食物不能及时消费时，科学保存是保证食品卫生的关键。食品首选低温保存，也可通过加热、风干等方法保存食品，防止食品腐败变质。目前大部分家庭都采用冰箱来保存食品。用冰箱保存食品时，应注意先入先出，即较早购买的食品应先食用。不能完全食用完的食品应尽快低温保存，低温保藏是较好的方法，其中冷冻效果最好。而冰箱不是保险箱，存放食品的时间不能过长。因为即使是在低温下保存，食品中的脂肪也会发生酸败，其中的李斯特菌也还能繁殖。烹饪好的菜肴最好能在3天内食用完毕，否则亚硝酸盐的水平会增高。尤其是梅雨季节，食品存放的时间更不能长，否则很易有真菌生长。

腌制、熏制食品虽然短期内保存效果较好，但放置时间过长时，脂肪仍可能酸败，有害物质的水平会不断增高。

保存食品的容器应是正规厂家生产的，否则有些有害物质会在保存过程中转移到食品中。在冷冻条件下保存的食品，解冻时要按要求做，才能保证食品解冻后的卫生。用冰箱解冻食物时，应在一天前将冷冻食物放进冰箱冷藏室，让食物在低温的环境下慢慢解冻。如果选用自来水解冻，应定时更换解冻食物的水或使水流动。

使用微波炉解冻时，应把食物取出及时翻动，使解冻效果更佳。解冻后的食物必须马上烹煮，以防细菌滋生。不应将已解冻的食物直接放回冰箱冷藏室，而应以保鲜膜包好后放进冰箱，并在2天内烹煮及食用。

三、食品的加工

食品的烹调加工过程是保证食物卫生的又一个重要环节。要使食品新鲜、卫生，老年人应尽量做到现买现做，现做现吃。要烹制卫生的食品应尽力做到以下几个方面。

(一)烹饪前减少有害物质的残留

1. 通过浸泡和清洗，可除去有害物质。流水清洗是清除蔬菜水果上的污物、微生物的基本方法，对去除残留农药也有一定效果。做法是先清洗后浸泡，然后再用清水冲洗。对于韭菜、卷心菜等有可疑农药残留的蔬菜，可以考虑用小苏打水进行清洗。

2. 消毒是减少食物表面微生物污染的有效办法之一，特别适用于生吃的水果和蔬菜。方法是先清洗食物，再在适当的消毒剂中浸泡，然后再用清水冲洗几遍。

3. 处理蟹类、贝类水产动物，特别是双壳类水产动物时，应用刷子和清水刷洗，除去外壳上的污垢。可用清水浸泡12小时，以便蟹贝类水产动物可在受控制的水生环境下吐出沙粒及细菌病毒，降低微生物的含量。海产品在食用前可在淡水中浸泡，以除去副溶血性弧菌。此外，肠脏是蟹类、贝类水产动物最肮脏的部分，食用前必须要除去。

(二)采用适当的方法减少或消除有害物质

1. 所有食物应煮熟、煮透,尤其是四季豆、新鲜黄花菜、豆浆、虾蟹类、畜禽肉类食品,煮透后可消除其中所含的大部分有毒物质、微生物、寄生虫。烹饪蔬菜、木薯时,尽量打开锅盖,以促进农药、氰氢酸挥发。

2. 生食凉拌食品时,应适当加醋,以杀灭其中的微生物。

3. 多选用蒸、煮、炖、炒的方式,少采用炸、烤、腌、熏的方法,以减少苯并芘、杂环胺、亚硝酸盐等致癌物质的产生。

4. 食物腌制要注意加足食盐,避免放置在高温环境中。

5. 烹饪中生熟要分开,以防生食中的微生物污染熟食。

6. 剩饭剩菜在再次食用前一定要彻底加热,以杀灭可能存在的微生物。

在外购买烹饪好的食物时,也应尽量少买熏制、烤制、腌制的食品,应在正规饭店购买烹饪好的食物。

注意保持良好的个人卫生,以及食物加工环境和用具的洁净,要避免烹饪用具的交叉污染,尤其是生鲜食品、熟食,洗切、盛放不能用同一烹饪用具,如刀、砧板、碗、盘等。

四、食品添加剂

食品添加剂是指为改善食品品质和色、香、味,以及为防腐和加工工艺的需要而加入食品中的化学合成品或者天然物质。营养强化剂、食品用香料、胶基糖果中基础剂物质、食品工业用加工助剂也包括在内。

食品添加剂是有意识地少量添加于食品中,以改善食品的外观、风味和组织结构或贮存性质的非营养物质。我国食品添加剂有23个类别，2 000多个品种，其中香料、香精类的最多，达到1 800多种。其中，最为常见的是漂白剂、膨松剂、着色剂、增味剂、防腐剂、香料等。

(一)使用食品添加剂的目的

使用添加剂一是为提升食品的色、香、味，增强消费者的购买欲望；二是为强化食品营养，在食品中增加脂肪、蛋白质和维生素及无机盐等，如在奶粉中加入钙、锌元素等；三是防止食品腐败变质，延长食物保存期，在提高产品质量、降低成本方面也起着关键的作用。如果没有食品添加剂，食物就不能被妥善地制作或保存，就不会有这么多种类繁多、琳琅满目的食品。甚至可以说，没有食品添加剂，就没有现代食品工业，食品添加剂的发明与使用是人类文明的进步，是推动食品工业高速发展的重要支柱。

(二)使用食品添加剂应遵循的原则

1. 经食品毒理学安全性评价证明，在其使用限量内长期使用对人体安全无害。

2. 不影响食品自身的感官性状和理化指标，对营养成分无破坏作用。

3. 应有国家颁布并批准执行的使用卫生标准和质量标准。

4. 在应用中应有明确的检验方法。

5. 不得以掩盖食品腐败变质或以掺杂、掺假、伪造为目的。

6. 不得经营和使用无卫生许可证、无产品检验合格证及污染变质的食品添加剂，

7. 食品添加剂在达到一定使用目的后，能够经过加工、烹调或储存而被破坏或排除，不再被人体摄入则更为安全。

(三)食品添加剂的安全性

工业化生产的食品大都使用食品添加剂,有人工合成的,也有天然提取的。例如,番茄红素、维生素类、阿斯巴甜等本身就是天然食物的组成成分,也是人体可利用的营养成分。当一种添加剂被列入国标投入使用之前,都要经过一系列的调查、试验、审批。我国规定的食品添加剂限量标准比国际标准还要严格得多。无论是哪一个品种,只要在食品加工中按照国家规定的范围和标准使用,不超标,并且合理适量食用,对人体都是绝对安全的。

但是,不按规定和标准滥用食品添加剂,如超剂量、超范围使用,使用过期、劣质的食品添加剂,甚至非法使用“非食品添加剂”的化工原料,如苏丹红、瘦肉精、吊白块(雕白粉)、三聚氰胺等,肯定是对人体有害的。

(四)防腐剂和食用色素的安全性

防腐剂是经常使用的一种食品添加剂,可以防止食品腐败变质,延长食物保存期,防止因食品腐败变质所引起的食物中毒。日常生活中,从调味品中的酱油、果酱,到各类糕点、饮料,以及各种加工食物、包装食物中都少不了添加防腐剂。我国允许使用的防腐剂有苯甲酸钠(用于碳酸饮料和果汁)、噻菌灵(用于水果、蔬菜)、丙酸钙(用于糕点、面包)、乳酸链球菌素(用于植物蛋白食品、乳制品、肉制品)、山梨酸及其钾盐(广泛用于多种食品)等。多数防腐剂是无毒和低毒的,只要按国家标准使用,即使长期食用也不会危害健康。问题是,现在很多生产企业不按国家标准,乱添加防腐剂,如果人体超量摄入,便会产生不良反应,对胃、肝脏、肾脏造成危害。

食用色素在我国使用时间很早,古代就开始利用红曲色素来制造红酒。现在部分食用色素本身就是天然食物成分，只要按标准使用，就不会对健康造成危害。但是，总有一些不法商贩为了追逐利润而过量添加色素，甚至用色素来掩盖变质食品。因此，消费者在选择食品时，应避免购买过分鲜艳的食品。

（五）如何理解标注"不含任何食品添加剂"的食品

由于担心食品添加剂有害健康，现在社会上存在着一种对食品添加剂的误解，认为纯天然食物就不应有任何添加剂。不少食品厂家打着"绿色、健康"的旗号推出了"无添加剂"食品，价格往往也高于其他产品。其实，除了真正的天然野生食物，所有经过人类加工的食品都含有添加成分。只要按国家标准正确使用食品添加剂，就不会对人体健康造成危害。而不含添加剂的食品不一定就是健康食品。对食品添加剂在使用过程中出现的问题，需要全社会共同努力去解决，食品添加剂不仅不能禁用，还要更好的发展，不断寻求更有效的管理和更安全的添加剂才是惟一出路。所以，对食品添加剂的盲目恐慌是不必要的。在食品包装上标注"不含任何食品添加剂"，既不真实，也不符合国家有关包装标签法规和标准。一些厂家之所以这样标志，主要是迎合部分消费者对食品添加剂的错误认识，纯属误导和哗众取宠的行为。

（六）什么是有毒有害的"非食品添加剂"

所谓"非食品添加剂"，指的是根本不属于国家正式颁布的食品添加剂，而是其他加工工业（如家具业）所用的化工产品，对人体都具有一定的毒害作用，是绝对被禁用于食品加工的。近几年食品中频频发现的有毒有害添加剂，如苏丹红、吊白块（雕白粉）、三聚氰胺（蛋白精）、瘦肉精等都属于这一类。一些不法企业为了节省成本，牟取暴利，将这些原本就不属于食品添加剂的原料，当作食品添加剂来使用，使之成为害群之马，让食品添加剂蒙受了不白之冤，因而导致了人们对食品添加剂的种种误解。非食品添加剂会严重危害消费者健康，在采购食品时尤应注意鉴别。

（七）常见有毒有害的“非食品添加剂”

有毒有害的“非食品添加剂”每个时期出现的都不一样，下面仅列举近年来常见的有毒、有害添加剂。

1. 苏丹红一号 一种红色的工业合成染色剂，在我国及世界上多数国家都不属于食用色素，但却常被非法应用于肉、蛋等多种食品中，如2006年出现的红心鸭蛋即由此所致。苏丹红一号会产生一种叫“苯胺”的物质，这是一种中等毒性的致癌物。过量的“苯胺”被吸收入人体，可能会造成组织缺氧，呼吸不畅，引起中枢神经系统、心血管系统和其他脏器受损，甚至导致不孕症。

2. 三聚氰胺 俗称“蛋白精”，是一种含氮原子的有机化合物，属化工原料，主要用于生产塑料，也是涂料、造纸、纺织、皮革、电器等不可缺少的原料。2008年发现的以三鹿婴幼儿奶粉为代表的“毒”奶粉事件即由此物导致。正常情况下，测定牛奶蛋白质含量的高低，是以蛋白质含氮量的高低来测算的，牛奶蛋白质的含氮率约16%，一些不法商贩给牛奶中对水后，蛋白质含量自然会降低，含氮量也随之降低。为了在各种检测时蒙混过关，就在牛奶中掺入含氮量高达66%的三聚氰胺，冒充蛋白质，这也就是三聚氰胺被称为“蛋白精”的由来。人食用含有三聚氰胺的食品后，可导致泌尿系统产生结石等疾病。

3. 吊白块 俗称“雕白粉”，化学名称为甲醛次硫酸氢钠，通常在印染工业上用作漂白剂，尸体防腐也用它。近年来，一些不法生产者把“吊白块”添加到面粉、米粉、粉条、粉丝等食物中进行增白、增韧，人食用这类食品后可引起慢性中毒、过敏，严重者可以致癌。吊白块水溶液在120℃以下分解为甲醛、二氧化碳和硫化氢等有毒气体，可使人头痛、乏力、食欲差，严重时甚至可致鼻咽癌等。

4. 瘦肉精 学名叫盐酸克伦特罗，又名氨哮素、克喘素，是一种白色或类白色的结晶性粉末，无臭，味苦，常被不法分子添加在饲料中，用于增加家畜、家禽的体重和提高瘦肉含量。瘦肉精对人体有很强的不良反应，对心脏、肺脏、肾脏、血管、代谢功能有严重影响。长期食用还有致癌、致畸的可能。国家明令禁止非法生产、销售、使用瘦肉精。

5. 甲醛 一种无色、有强烈刺激气味的气体，在常温下是气态，通常以水溶液形式出现，其40%的水溶液称为福尔马林(常被用于尸体防腐)。各类人造板材、涂料和油漆中含有一定甲醛，新装修的房间、家具常常是甲醛危害严重的地方。有的不法商贩常用甲醛溶液浸泡毛肚、鱿鱼、鱼虾等产品来防腐增色。甲醛为较高毒性的物质，在我国有毒化学品优先控制名单上高居第二位，已被世界卫生组织确定为致癌、致畸物质。长期低剂量接触可引起慢性呼吸道疾病、结肠癌、脑瘤、月经紊乱、白血病、青少年智力下降等。

6. 甲醇 又称木醇或木精，是无色有酒精气味易挥发的液体，可用作溶剂和燃料，也是一种化工原料。工业酒精中大约含有4%的甲醇，常被不法分子当作食用酒精制作假酒，人饮用后会中毒。甲醇毒性较强，对人体神经系统和血液系统影响最大。人误饮5～10毫升甲醇能双目失明，大量饮用会导致死亡。致命剂量大约是70毫升。

7. 硫黄 是用含硫物质或含硫矿物经炼制升华的结晶体，主要为药用。其味酸，性温，有毒。外用可止痒、杀虫、疗疮，内服补火、助阳、通便。硫黄燃烧易融解，发蓝色火焰，并放出刺激性的二氧化硫臭气，有漂白、防腐作用。一些商贩常用硫黄熏制生姜、土豆、桂圆、银耳、馒头、鲜竹笋等，常食此类用硫黄熏制的食品对人体健康有害。

8. 孔雀石绿 一种带有金属光泽的绿色结晶体，又名碱性绿、严基块绿、孔雀绿，既是杀真菌剂，又是染料，易溶于水，溶液呈蓝绿色。长期以来，渔民都用它来预防鱼的水霉病、鳃霉病、小瓜虫病等，而且为了使鳞受损的鱼延长生命，在运输过程中和存放池内时，也常使用孔雀石绿。科研结果表明，孔雀石绿在鱼体内残留时间太长，具有高毒素、高残留性，可致癌、致畸、致突变等。鉴于此，许多国家均将孔雀石绿列为水产养殖禁用药物。我国亦将孔雀石绿列入食品动物禁用兽药。

9. 过氧化氢(双氧水) 为无色无味的液体。医用过氧化氢是消毒剂(浓度3%左右)；工业上用于漂白，作强氧化剂、脱氯剂、燃料等(浓度10%左右)。过氧化氢添加在食品中有漂白、防腐和除臭等作用。因此，部分商家将一些水发食品，如虾仁、带鱼、鱿鱼、海蜇、鱼翅、牛百叶，以及水果罐头等，违禁浸泡过氧化氢以漂白防腐。少数商贩将发霉水产干品经浸泡过氧化氢漂白后重新出售，或为消除病死鸡、鸭或猪肉表面的发黑、淤血和霉斑，将这些原料浸泡在高浓度过氧化氢中漂白，再添加人工色素或亚硝酸盐发色出售。人的皮肤、眼睛、呼吸道、食管接触过氧化氢后，会产生较强的刺激伤害作用。长期食用过氧化氢浸泡过的食品会对人体造成潜在危害。

10. 硼砂 一种医疗常用的消毒原料，属我国禁止使用的有毒食品添加剂。硼砂加到食品中可以防腐、增加食品的柔韧度和弹性，可作为膨胀剂来改变食品外观。人吃了这种食品后，硼砂会在体内蓄积，排泄较慢，影响人的消化功能。如果食用超过0.5克，即引起食欲减退，营养吸收障碍，体重下降，过量则会造成食物中毒。

11. 柠檬黄 一种工业用的黄色颜料，用作添加剂后食用，会引起过敏、肠胃刺激，甚至还可能导致癌症，而且此中含有的毒素会长期潜伏。国家已明确规定不允许使用“柠檬黄”做食品添加剂。重点关注对象：方便面、水果罐头、话梅、香蕉片、橙汁饮料等。

12. 碱性橙Ⅱ 俗名“王金黄”、“块黄”等，是一种偶氮类碱性工业染料，不属于国家正式颁布的食品添加剂，主要用于纺织品、皮革制品及木制品的染色。由于碱性橙Ⅱ比其他水溶性染料如柠檬黄、日落黄等更易于在豆腐及鲜海鱼上染色且不易退色，因此一些不法商贩用碱性橙Ⅱ对豆腐皮、黄鱼进行染色，以次充好，以假冒真，欺骗消费者。

13. 罂粟壳 俗称大烟壳子，是罂粟的干燥果壳，属于毒品系列，含有20多种生物碱，其中包括用以加工海洛因的吗啡类物质。尽管其中吗啡含量较少，一般人吃1～2次并不会成瘾，但吃多了同样会上瘾，而且难以戒掉。吗啡类会对人多种脏器造成毒害作用。一些不良商贩将罂粟壳粉末放入火锅底料中，使顾客食用后成瘾，以此来争取回头客。

14. 硫氰酸钠 一种白色结晶或粉末，水溶液呈中性，遇铁盐生成血红色的硫氰化铁。是一种化工产品，一般用作化学纤维抽丝溶剂、化学分析试剂、彩色电影胶片冲洗剂、某些植物脱叶剂，还用于制药、印染、橡胶处理等。一些不法分子将此物用于奶及奶制品的保鲜防腐，其中的化学成分会对人体造成较大的毒害作用。

15. 玫瑰红 B 也称柴林红 B、磺化罗丹明 B、酸性桃红 B、罗丹明 B，俗称花粉红，是一种碱性荧光染料，主要用于丝绸、尼龙、毛纺等织物染色。此物有时会被一些不法分子用于调料品染色，其化学成分可能会对人体有致癌作用。

16. 美术绿 也称铅铬绿、翠铬绿，外观色泽鲜艳，主要用于生产油漆、涂料、油墨及塑料等工业产品，是一种工业颜料。有时会被不法分子用于茶叶着色，使茶叶中铅、铬等重金属严重超标，可对人的中枢神经、肝、肾等器官造成损害，并会引发多种病变。

17. 碱性嫩黄 又称盐基槐黄，是一种黄色粉末。它主要用于醋纤、棉织品的染色，还用于纸张、皮革、油漆等的着色。有时会被不法分子用于大豆制品的着色，接触或吸入碱性嫩黄都会引起中毒，并具有致癌性。

18. 一氧化碳 在通常状况下，是无色、无臭、无味、难溶于水的气体，有些不法分子将腐坏的水产品及畜禽肉类食品经一氧化碳处理后，使肉品看起来新鲜、鲜红。这类食品食用后，轻者会使人感觉肠胃不适，重者则会引起食物中毒。

19. 工业用火碱 属于强腐蚀性化学物质，严禁用于食品加工。其有时会被不法分子用于泡洗海参、鱿鱼干等水产品，来改善外观和质地。

（八）常见有毒有害的伪劣食品

高致病、致癌的有毒大米（陈化粮）；用硫黄熏白的馒头、银耳等；安徽阜阳用淀粉、蔗糖替代乳粉，用奶香精来增香调味而制造的劣质奶粉；含苯酚的米粉；用化肥催发的豆芽菜；用瘦肉精饲养出的瘦肉型猪肉；用敌敌畏浸泡加工的火腿肠；用红色素喂养的鸡所产的红心鸡蛋；掺入吊白块的粉丝；用吊白块、色素加工出的红薯粉条；用苏丹红色素染红的辣椒制品；用硫黄和工业盐保鲜的鲜竹笋；用吊白块、碱性嫩黄、工业明胶等化学致癌物质加工制作的腐竹；用违禁的“工业盐”腌制的泡菜；用“3911”农药浸灌种出的肥厚、叶宽、个长、色深的毒韭菜；用硫黄熏制的土豆；用化工燃料“碱性品绿”染色的海带；用过氧化氢、敌百虫和超量胭脂红浸泡的虾米；各类水发食品的浸泡液中掺入甲醛；用激素催熟的草莓等水果；用矿物油加工制作的瓜子；用硫黄进行熏制漂白的桂圆；用墨水染过色的“黑”木耳；用色素染制的绿茶；工业用酒精勾兑出的白酒；糖精水和色素勾兑的“葡萄酒”；毛发水勾兑出的毒酱油；用化工原料“非食用冰醋酸”兑制的老陈醋；用石蜡做凝固剂的火锅底料等。

五、转基因食品

转基因食品就是利用现代生物技术，将某些生物的优势基因转移到另一个物种中去，改造这个生物的遗传物质，使其在性状、营养品质、抗病、耐储、消费品质等方面向人们所需要的目标转变。转基因生物直接食用，或者作为加工原料生产的食品，统称为转基因食品。简单说，转基因食品就是移动动物、植物的基因并加以改变，制造出具备新特征的食品种类。

（一）转基因食品的种类

1. 植物性转基因食品 例如，抗虫玉米或大豆，就是向玉米或大豆中转入一种细菌的基因，这种基因能产生杀虫毒素，从而使这种玉米、大豆具有防治虫害的功能。再如，小麦品种含蛋白质较低，将某个物种的高蛋白基因转入小麦，这样生长出的小麦就会含有较高的蛋白质。还有，在西红柿中加入其他植物的抗衰老基因，这种西红柿就具有抗衰老、抗软化、耐贮藏的功能，就不容易变软和腐烂了。

2. 动物性转基因食品 例如，在猪的基因组中转入人的生长素基因，猪的生长速度增加了1倍，猪肉质量大大提高；在牛体内转入了人的基因，牛长大后产生的牛乳中含有基因药物，提取后可用于人类病症的治疗。

3. 转基因微生物食品 例如，利用转基因微生物可以在体外大量产生凝乳酶来生产奶酪，从而大大降低生产成本。

4. 防治疾病的转基因食品 例如，将普通的水果、蔬菜、粮食等农作物植入某种抗病基因，使之变成能预防疾病的转基因食品，让人们在食用家常便饭、鲜果蔬菜的同时，达到防病治病的目的。

(二)转基因食品的优点

一般认为，转基因食品可以增加食物营养，提高附加值；可以增加食物种类，提高食物品质；可以解决粮食短缺问题；可以减少农药的使用，避免环境污染；可以节省生产成本，降低食物售价；还可以促进生产效率，带动相关产业的发展。

(三)食用转基因食品的安全性

目前，转基因食品还是一种新生事物，是人为制造出来的科技产物。因此，公众接受它需要一定的时间。更重要的是，科学界目前对于转基因食品的安全性还没有一个定论，现在的科技手段还不能确定其对人类和环境的有害性，存在着较多的争论和分歧。在美国，转基因食品正在逐步被公众接受。但在欧洲，转基因食品却遭到了部分抵制。我国对转基因食品采取的态度是：一方面进行严格的管理，另一方面对于证实无害的食品，积极推广。这是一种负责任的态度。到目前为止，所有有关转基因食品安全性的质疑，说的都是潜在危险，并且，对食品安全性的评价，只能采取一种相对和动态的概念，零风险、绝对安全的食品是不存在的，所有食品都只具有相对安全性。在目前转基因食品还没有完全确定是否有害的情况下，只能由每个人在不断学习、了解有关知识的基础上决定是否食用。